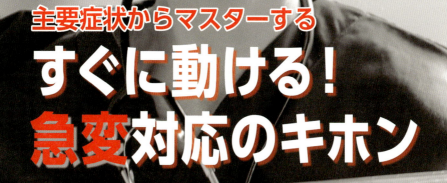

主要症状からマスターする
すぐに動ける！急変対応のキホン

坂本 壮

総合医学社

はじめに

ウソップ:「たいへんだーっ みんな大変だーっ!!! 海賊が攻めてきたぞーっ!!!」
村人:「よくやるよなあいつも」「まったく人騒がせなガキだ!!!」
ONE PIECE vol.3 第23話 "キャプテン・ウソップ登場"

　院内急変の主役は間違いなく,みなさん看護師です.入院患者の最も近い存在であり,何らかの異変に気づくのが最も早いのは,多くの場合みなさんでしょう.患者さんの様子がおかしく,主治医に連絡し,納得する答えが返ってこなかったことはないでしょうか? 指示どおり連絡したのに…,呼んだのに来てくれない…,いろいろと悩みがあることでしょう.
　狼少年の物語はみなさん知っていますよね.狼少年を知らない人はワンピースのウソップでもOKです.冒頭のように,「海賊が来たぞ〜」,そんなことばかり言っていると誰からも信用されなくなり,相手にされなくなるわけです.
　ナースステーションは,モニターの音やナースコールが鳴り響いています.初めのうちはきちんとコールに出ていたものが,だんだんと軽視しがちになってはいませんか? よく鳴るコールが故に,これらのコールがウソップの言葉のように「まったく人騒がせな…」となってはいないでしょうか? 毎日のようにアラーム音を聞いていると,アラームが鳴っているのは,"モニターが外れたんだろう","歯磨きをしているのだろう","ナースコールが鳴っているけど○○号の患者さんだから,おそらく大したことはないだろう"などと考えてしまいがちです.知らず知らずのうちに,患者さんがウソップ,みなさんが村人の状態になりかねないのです.
　みなさん,知らないうちに狼少年のように,ウソップのようになっていませんか?「○○先生,△さん発熱があります」,「○○先生,□さんが転倒しました」,なんとなく指示どおりに,または先輩ナースに言われるがままに担当医に連絡していませんか? もちろん医師の指示どおりに,発熱を認めた場合や血圧が下がった場合にDr.callするべきであると思いますが,そこにアセスメントをつけなければ,相手に緊急度や重症度は伝わりません.「38.5℃あるので解熱薬を使用する」,「SpO_2が92%なので酸素を開始する」,「転倒して頭をぶつけたので頭部CTを撮影する」,これらは行動としては決して間違いではありませんが,根本的な解決になっていないことを忘れてはいけません.常にそうなるには理由があるはずです.

それを踏まえたうえで対応しなければ，適切なマネジメントはできません．みなさんがアセスメントして報告しなければ，村人のように相手は望む行動をとってくれないかもしれません．知らず知らずのうちに，今度はみなさんがウソップ，医師が村人の状態になりかねないのです．

 ウソップもはじめは臆病でした．そこから仲間とともに自信をつけ実力をつけていきます．看護師の仕事は大変だと思います．しかし，患者さんの病状を理解し，自身でアセスメントし，適切な介入ができれば，目の前の患者さんの予後は大きく改善します．自信をもって担当医を動かすために，本書を通じてともに学びましょう！

2019 年 3 月

坂本　壮

目次

院内急変 どのように対応しますか？ ………………………………………… 001

1 心停止 …………………………………………………… 003

- 心停止の4つの波形 ……………………………………………… 005
- 意識と呼吸に注目する！ ………………………………………… 006
- 胸骨圧迫 …………………………………………………………… 011
- 気管挿管 …………………………………………………………… 014
- 心停止時に使用する薬剤 ………………………………………… 015
- DNR，DNARの意味を理解しておく …………………………… 018
- 窒息への対応 ……………………………………………………… 020
- 理解度チェック …………………………………………………… 022

2 意識障害 ………………………………………………… 023

- 意識障害の客観的な評価方法 …………………………………… 024
- 意識障害の原因 …………………………………………………… 027
- 意識障害の鑑別 …………………………………………………… 028
- 低血糖の3条件 …………………………………………………… 032
- 低血糖の治療 ……………………………………………………… 034
- 医師を呼ぶ前にすべきこと ……………………………………… 035
- 菌血症，敗血症が疑われたら fever work up！（鉄則⑦）…… 037
- 電解質異常，アルコール，肝性脳症，薬物，
  精神疾患は除外診断！（鉄則⑧）………………………………… 039
- 疑わなければ診断できない！
  AIUEOTIPSを上手に利用せよ！（鉄則⑨）…………………… 040
- せん妄を正しく判断しよう！ …………………………………… 040
- できる看護師のアプローチ ……………………………………… 042
- 理解度チェック …………………………………………………… 047

3 意識消失 ……………………………… 049

- 失神（syncope） ……………………………………… 050
- 医師を呼ぶ前にすべきこと ………………………… 060
- 痙攣（seizure） ………………………………………… 061
- 医師を呼ぶ前にすべきこと ………………………… 065
- 理解度チェック ……………………………………… 071

4 アナフィラキシー ……………… 073

- アナフィラキシーとは？ …………………………… 075
- アナフィラキシーのよくある原因 ………………… 076
- アナフィラキシーの診断基準 ……………………… 078
- アナフィラキシーを疑ったら ……………………… 079
- アドレナリンの適正使用 …………………………… 081
- アナフィラキシーショック ………………………… 082
- アドレナリン以外に大切なこと …………………… 084
- 理解度チェック ……………………………………… 091

5 発　熱 ……………………………………… 093

- 院内の発熱の原因は？ ……………………………… 095
- 見逃してはいけない2つの病態 …………………… 096
- 1：敗血症（セプシス，Sepsis） …………………… 097
- 2：菌血症（Bacteremia） …………………………… 102
- 院内発症の感染症疾患：誤嚥性肺炎，尿路感染症，カテーテル関連血流感染症 ……………………… 104
- 非感染性疾患の発熱 ………………………………… 115
- 理解度チェック ……………………………………… 118

コラム

- コラム① 備えあれば憂いなし……………………………………… 021
- コラム② 心臓マッサージではなく胸骨圧迫…………………… 021
- コラム③ 検査前確率を意識してより迅速な対応…………………… 043
- コラム④ 脳梗塞か脳出血か，画像を撮らずしてわかるの？………… 043
- コラム⑤ 投与し忘れは許されないビタミン B_1 …………………… 044
- コラム⑥ 眠剤に御用心！………………………………………… 045
- コラム⑦ Passive leg raising …………………………………… 069
- コラム⑧ NCSEとは？…………………………………………… 069
- コラム⑨ ヒスタミン中毒とは？………………………………… 089
- コラム⑩ 交差反応……………………………………………… 089

Part1～5までの総復習 ……………………………………………… 119
索　引……………………………………………………………… 123

カバー写真，本文中写真：Shutterstock.com
本文イラスト：日本グラフィックス

●謹告：本書の記載事項に関しましては，出版にあたる時点において最新の情報に基づくよう，執筆者ならびに出版社では最善の努力を払っておりますが，医学・医療の進歩により，治療法，医薬品，検査など本書の発行後に変更された場合，それに伴う不測の事故に対して，執筆者ならびに出版社はその責任を負いかねますのでご了承ください．また，検査の基準値は測定法などにより異なることもありますので，各施設での数値をご確認ください．

院内急変 どのように対応しますか？

- 急変を予測するスコアは Modified Early Warning Score（MEWS）など，世界各国で多数報告されています[1]．各スコアの項目は意識を含むバイタルサイン，尿量などで成り立っていますが，どのスコアにも含まれている項目があります．それが"**呼吸数**"です．呼吸数はそれだけ大切なバイタルサインなのです．しかしながら，呼吸数はバイタルサインの中で軽視されがちです[2]．医師のカルテ記載においても血圧や脈拍，体温，SpO_2 の記載はあっても呼吸数の記載が抜けていることは珍しくありません．また，看護師のカルテ記載では，モニターの呼吸数をそのまま記載しているのをよく見かけますが，それはよろしくありません．最近では電子カルテを導入している病院が多く，カルテ上の経過表にモニターのバイタルサインが自動的に記入されている場面も見かけますが，誤差が大きくお勧めできません．必ず自身で呼吸数を測定し把握，記載するように心がけましょう（測定方法は後述）．ここでは，「**呼吸数は急変を察知するための最も重要なバイタルサインである**」と頭に叩き込んでおきましょう．

> **Point!** 呼吸数は常に意識すること！

- 呼吸数と並び重要なバイタルサインは意識です．もちろん血圧や脈拍，酸素化，体温も重要ですが，それらは測定も簡便であり，異常値であれば誰もが異変に気づきます．また，血圧や脈拍（心拍数），酸素化はベッドサイドモニターに表示されアラーム音も鳴ることから，早期発見も可能です．それに対して意識状態の評価は，きちんと評価しなければわずかな意識の変化に気づかないことも多いものです．熱のせいでぐったりしているのだろう，もともとの認知症の影響だろう，難聴のために受け答えが難しいのだろう，などと問題視されないこともあるでしょう．特

に入院したばかりの患者の場合には，普段の状態を把握しておかなければまず意識状態の変化に気づきません．わずかであっても意識の変化は急変を察知する重要なサインです．2016年に敗血症の定義，診断基準が変わり，全身性炎症反応症候群（SIRS）に代わり，qSOFAスコア（以下qSOFA）が導入されました[3]．詳細は別項で述べますが，qSOFAはベッドサイドで敗血症を拾い上げるために有用なツールであり，満たす場合には重篤な病態といえます．qSOFAは3項目から成りますが，その項目に，①呼吸数，②意識が含まれているのです．この2項目が重要であることは，本書を読み終えたときに痛感すると思います．ぜひ日々の臨床で意識するようにしてください．

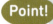 **意識状態は普段と比較し，軽度の意識障害も見逃すな！**

●悲しい現実をはじめにみなさんにお伝えしておきましょう．看護師が患者の異変に気がついても，4回に1回は医師に報告していないと報告されています．これにはさまざまな理由が考えられます．医師が話しかけづらいなど，医師側の問題も大きいと思いますが，自身の判断に自信がもてないということも多いでしょう．少しでもこの割合が減り，患者の異変を自信をもって報告できるように，ともに学んでいきましょう．

参考文献

1) Smith ME, Chiovaro JC, O'Neil M et al：Early warning system for clinical deterioration in hospitalized patients：a systematic review．Annals ATS 11：1454-1465, 2014
2) Ludikhuize J, Smorenburg SM, de Rooij SE et al：Identification of deteriorating patients on general wards；measurement of vital parametersand potential effeicitveness of the Modified Early Warning Score．J Crit Care 27(4)：424. e7-13, 2012
3) Singer M, Deutschman CS, Seymour CW et al：The Third International Consensus Definitions for Sepsis and Septic Shock(Sepsis-3)．JAMA 315(8)：801-810, 2016
4) Franklin C, Mathew J：Developing strategies to prevent in hospital cardiac arrest：analyzing responses of physicians and nurses in the hours before the event．Crit Care Med 22(2)：244-247, 1994

1　心停止

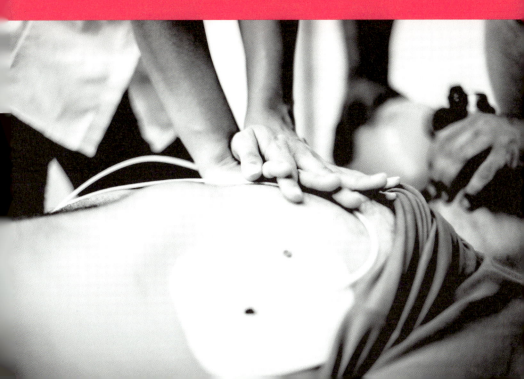

Part1では以下の質問に答えられるようになりましょう（**答えは22頁**）.

①目の前の患者が心停止か否か，瞬時に判断できますか？
②死戦期呼吸，知っていますか？
③正しい胸骨圧迫，できますか？
④除細動の適応，わかりますか？

症例①

80歳，女性．大腿骨頸部骨折術後の方．
バイタルサインを測定するために訪室すると，
呼びかけても反応がない状態であった（図1）．
ベッドサイドモニターは脈拍76回/分を示している．
とるべき行動は？

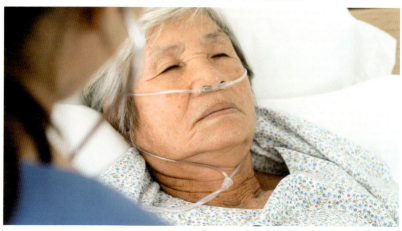

図1　80歳，女性，大腿骨頸部骨折術後

心停止の4つの波形

- 看護師が担当の患者のバイタルサインを確認することは日常茶飯事だと思いますが,症例のような状態の患者に出会ったらどのように対応するでしょうか? 血圧を測りますか? それとも身体所見を確認しますか? それとも…
- モニターに波形が出ていたらそれは心臓が正常に動いているということと同意でしょうか? 心停止の可能性はないでしょうか? 心停止の波形には図2の4つが存在することをまず理解しましょう.心静止(Asystole)であれば誰もが即座に心停止と認識できます.また,心室頻拍や心室細動も波形が特徴的であるため,波形を覚えてしまえば理解は難しくないでしょう.**問題は無脈性電気活動(pulseless electrical activity:PEA)**の場合です.PEAは,心停止のうち,心静止でも無脈性心室頻拍でも心室細動でもないものすべてを指します.つまり,洞調律で,あたかも正常の波形のように見えても心停止の場合があるのです.この事実をきちんと頭に入れておくことが大切です.

図2 心停止(おさえておくべき4つの波形)

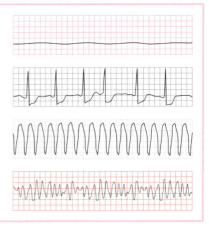

- 心静止 (Asystole)
- 無脈性電気活動 (pulseless electrical activity:PEA)
- 無脈性心室頻拍 (pulseless ventricular tachycardia:PVT)
- 心室細動 (ventricular fibrillation:VF)

意識と呼吸に注目する！

①意識の確認

- 波形があてにならないのであれば、どこに注目すればよいのでしょうか？ それはずばり、①**意識**、②**呼吸**です．心停止患者に対する対応として，BLS アルゴリズム（Basic Life Support algorithm）（図3）を医療者は頭に入れておく必要があります．これは，院内でも院外でも，傷病者に対してまず行うべきことが示されています．周囲の安全や感染対策をまず行い対応しますが，傷病者に対してまず行うべきことは，意識状態の確認です．呼びかけて，両肩を叩いて反応があるか否か確認します．反応があればバイタルサインの確認などを行い重症度を評価しますが，反応がない場合には，すぐに人を集めましょう．一人で何とかしようなどと考えてはいけません．院内であれば，緊急コール，救急カート，除細動器，モニターを準備してもらいます（**コラム①を参照**）．人を集め，指示をしながら，次に行うのは呼吸の確認です．ここは意外と間違っている人も多く注意が必要です．血圧や脈拍を測定する前に呼吸の確認が必要なのです．
- カーラーの救命曲線（図4）を見てみましょう．多量の出血は緊急事態

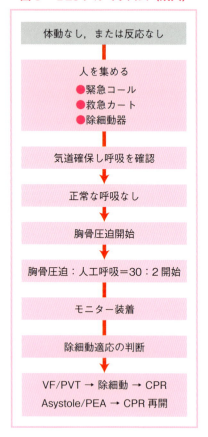

図3 BLS アルゴリズム（成人）

図4　カーラーの救命曲線

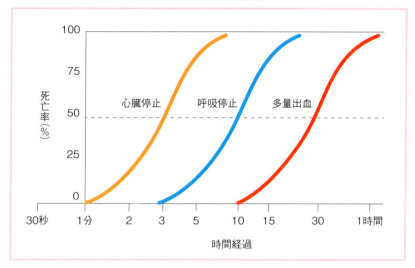

ですが，数分内に死亡することはありません．しかし呼吸が正常ではなくなると数分で重篤となり，心臓が止まると数分で救命は困難となります．心臓が止まる前に介入するためには，呼吸の異常に気づき介入しなければならず，この判断を即座に行わなければならないことがよくわかります．

②呼吸の確認

- 呼吸の確認はどのように行うべきでしょうか？　診るべきポイントは，胸郭の挙上と回数です．胸郭の挙上が十分で，回数が正常範囲内（10〜20回／分程度）であれば問題ありませんが，挙上不十分の場合や，呼吸数の異常を認める場合には酸素投与など介入が必要になります．服を着ている状態では，確認が困難であるため，急変時の呼吸数を確認する際には，必ず直に胸郭の動きを確認するようにしましょう．呼吸の異常のうち，特に見逃してはいけない呼吸が**死戦期呼吸**です．正しく理解しているでしょうか？
- 死戦期呼吸とは，数秒〜数十秒に一度，顎を上げて，"ふっと"小さく

図5　頭部後屈・顎先挙上

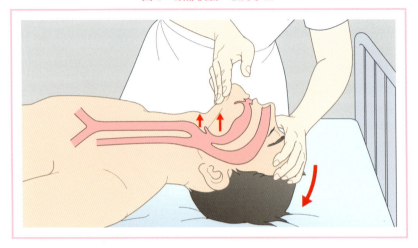

呼吸するものです．喘ぎ（あえぎ）呼吸などと呼ばれることもあります．イメージがわからない方はYouTubeなどの動画サイトで確認しておくとよいでしょう．「死戦期呼吸」と検索すると多数の動画を見ることが可能です．死戦期呼吸を見て，呼吸をしていると判断してはいけません．これは死の直前の呼吸様式であり，**反応が乏しい患者が死戦期呼吸を認めたら，次に行うべき行動は胸骨圧迫**です．言われればあたりまえと思う方も，実際に初めて見た際には胸骨圧迫を躊躇してしまうことが少なくありません．実際の現場で悩んでいる暇はありません．必ず事前にどのような呼吸を死戦期呼吸というのか確認し頭に叩き込んでおきましょう．

> **Point!**　「反応なし＋死戦期呼吸」は胸骨圧迫開始のサイン！

● 呼吸の確認は，頭部後屈・顎先挙上（図5）を行い確認します．外傷などによる頸椎損傷の可能性がある場合には頭部後屈を行わない場合もありますが，入院中の患者の急変ではその可能性は低いため，一般的には頭部後屈・顎先挙上と覚えておけばよいでしょう（ベッド脇に倒れていたなど，疑わしい場合にはもちろん意識します）．

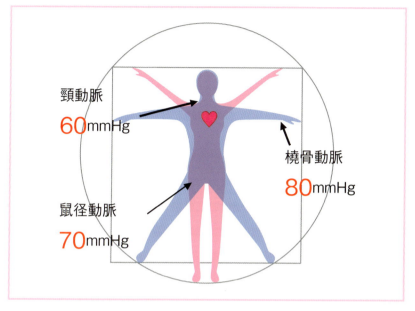

図6 血圧の目安

- 心停止の4つの波形,覚えていますか? すぐに波形が頭に思い描けなければいけませんよ.すべて出てこない場合には,図2を再度確認しましょう.繰り返しますが,PEAは波形や脈拍は一切関係ありません.心停止でありながら,波形が心静止でも無脈性心室頻拍でも心室細動でもないものすべてを指します.

- 心静止,心室細動の波形を見たら,即心停止と判断して構いません(モニターがきちんとついていない,感度の問題で波形がはっきりしないなどの場合もありますが,ここではシンプルに考えましょう).それに対して心室頻拍であった場合には,必ずしも心停止とは限りません.図2にも心室頻拍とは書いてないですね.無脈性心室頻拍(pulseless VT)と記載してあります.もちろん,反応が乏しく呼吸が正常でない場合には,胸骨圧迫を行うのですが,可能であれば脈拍を確認するに越したことはありません.脈拍の確認に時間をかけるのは御法度ですが,即座に確認し脈が触れる場合には,波形が心室頻拍であっても心停止ではなく,

表1　成人への質の高いCPRのためにBLSですべきこと，すべきでないこと

すべきこと	すべきでないこと
100〜120回/分のテンポで胸骨圧迫を行う	100回/分より遅い，または120回/分より速いテンポで圧迫する
2インチ（5cm）以上の深さで圧迫する	2インチ（5cm）未満，または2.4インチ（6cm）超の深さで圧迫する
圧迫を行うたびに胸骨が完全に元に戻るようにする	圧迫と圧迫の間，胸部にもたれる
圧迫の中断を最小限にする	圧迫を10秒超中断する
適切に換気する（胸骨圧迫を30回行ってから，1回につき1秒かけて胸の上がる人工呼吸を2回行う）	過剰な換気を行う（回数が多すぎる，または力を入れすぎる人工呼吸）

（American Heart Association：心肺蘇生と救急心血管治療のためのガイドラインアップデート2015ハイライト．p8, 2015より引用）

胸骨圧迫は行わず，他の選択肢をとります（**詳細は参考文献1）を参照**）．

③脈拍の確認

● 脈拍の確認はどこで行うべきでしょうか？　繰り返しますが余裕があれば，です．胸骨圧迫が必要かな？！と思ったら，急変時には躊躇せず行ったほうがよいことが多いのが現状です．胸骨圧迫を行い，患者に反応が認められたら手を止めればいいのです．普段脈拍を確認する際には橈骨動脈を確認することが多いと思います．しかし，急変時など血圧が低いことが予想される場合には，橈骨動脈以外に確認すべき場所を知っておく必要があります．頸動脈，鼠径動脈を併せて覚えておきましょう．各部位において拍動が触れた場合には，図6程度の血圧はあると判断します．この図からもわかるとおり，最も低くても触れる可能性のある動脈は頸動脈であるため，急変時に確認すべき動脈は頸動脈です．

> **Point!** 脈拍を確認するなら頸動脈！

● 頻度が高いものではありませんが，クモ膜下出血の場合には反応が乏し

図7 胸骨圧迫の位置

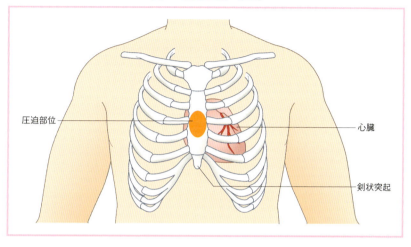

く，死戦期呼吸様の呼吸が見られることがあります．そのため，可能であれば頸動脈の触知を行い，脈拍の有無を確認することが望ましいと考えます．しかし，急変時や自身が焦っている場合には，意外と脈拍の触知は難しいことも少なくなく，触れたと思っても自身の脈拍であることもあるぐらいです．触れるか否か迷ったら，触れないと判断し胸骨圧迫を開始したほうがよいでしょう．1分心停止患者に対して介入が遅れると，死亡率はおよそ10％増加します．その迷いが命取りになるのです．
● 胸骨圧迫を行うと判断したら，行う人は集中して適切に行う必要があります．胸骨圧迫もやればよいというものではなく，正しく行わなければ意味がありません．ポイントは，①位置，②回数，③深さ，④圧迫の解除です．それぞれ正確に頭に入っていますか（**表1**）？

胸骨圧迫

①位置

● 圧迫の位置は胸骨の下半分です．シンプルですね．しかし，剣状突起は

避けましょう（図7）．

②回数

● 回数は100〜120回/分です．以前は100回/分以上でしたが，上限が設定されました．やりすぎはよくないということです．胸骨圧迫は経験するとわかりますが，非常に体力を消耗します．徐々に疲れて回数が遅くなっていくのが一般的です．そのため開始初期に上限である120回/分で開始すると100〜120回/分を維持できると思います．それでは，120回/分のペースはどのように把握すればよいでしょうか？頭の中でペースをつかむ音楽を思い浮かべながら行うとよいでしょう．120回/分のペースの曲として，「どんなときも．槇原敬之」，「負けないで　ZARD」，「それが大事　大事MANブラザーズバンド」が代表的です．よくわからない，他の曲がよい方はGoogleやYahooで検索してみてください．

③深さ

● 深さも②回数と同様に上限が設定されました．以前は5cm以上でしたが，現在は5cm以上6cm未満です．ペースは音楽を意識するとしても，深さは何を目標にすればよいでしょうか？実際に5cmきちんと圧迫するのは非常に力が必要です．そのため，通常は一生懸命圧迫すれば5〜6cm以内であるため，上限を意識して行う必要はありません．しかし，男性の場合，かつ開始当初は力が有り余っているため深くなりがちです．回数同様深さも，はじめが肝心です．実際に6cmを測ることは現場ではしないため，BLSの講習などの際に用いる人形で事前に適切な深さを把握しておくとよいでしょう．

④圧迫の解除

● 最後に圧迫の解除です．これが意外とできていません．心臓ポンプの役割ですので，いくら一生懸命押しても，きちんと拡張しなければ十分な

図8 除細動器（デフィブリレータ TEC-5600 シリーズ）

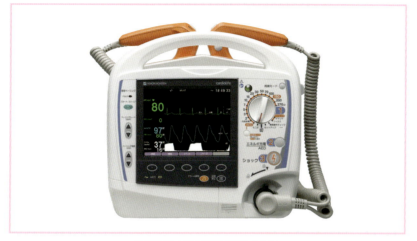

（画像提供：日本光電工業株式会社）

拍出はできません．胸壁をしっかりと押すだけでなく，きちんと元の位置に戻ることを意識して行いましょう．回数が 120 回 / 分を超える場合や，深さが 5cm に満たない場合に，圧迫の解除が不十分となりがちです．注意しましょう．
- 胸骨圧迫を開始したら，勝手に手を止めてはいけません．仲間が到着する前は上記の条件を満たすように絶え間なく胸骨圧迫を継続します．呼吸管理を行う仲間が到着したら胸骨圧迫：人工呼吸を 30：2 で行いますが，それまでは手を止めてはいけません．

> **Point!** 胸骨圧迫は，
> 位置，回数，深さ，圧迫の解除を意識！

- 救急カートや除細動器，モニターが到着したら，まずはモニターを装着し波形を確認しましょう．除細動器（図8）が到着したら，まずは電源を入れましょう．心静止や PEA の場合には除細動の適応はありませんが，pulseless VT，VF の場合には除細動の適応です．施設ごとに除細

表2　心停止に対する除細動　pulseless VT or VF に対する初期エネルギー量

二相性	推奨エネルギー（120～200J）で実施 不明の場合 150～200J
単相性	360J

(American Heart Association：AHA 心肺蘇生と救急心血管治療のためのガイドライン 2010, シナジー, 2012. 日本救急医療財団心肺蘇生法委員会 監：救急蘇生法の指針 改訂第4版, へるす出版, 2012より引用)

動器は異なると思いますが，最近の除細動器はほぼ二相性であり，推奨エネルギーは150J程度です（表2）．これも事前に必ず除細動器を確認し，急変時の推奨エネルギー量を把握しておくことが大切です．
● 除細動器を使用したことがない場合，実際の臨床の現場で使用できるかというと難しいでしょう．ICLS（Immediate Cardiac Life Support）や院内の勉強会などで実際に使用経験を積んでおくことをお勧めします．

気管挿管

● 循環は胸骨圧迫を行うとして，呼吸の管理も重要です．酸素が足りなければ心拍は再開しません．みなさんが実際に気管挿管を行う機会は少ないかもしれませんが，介助する場合にも正しい知識をもっておかなければなりません．気管挿管をする際に，準備するものは，挿管チューブ（内径：男性8～8.5mm，女性7～7.5mmが基本），喉頭鏡（ブレード：男性4，女性3が基本），スタイレット，バッグバルブマスク，10mLシリンジ，バイトブロック，固定テープ，吸引器，潤滑剤などが必要になります．
● 気管挿管を行いやすくするために枕を使用することが多いですが，枕の位置は頭の下でしょうか？それとも肩の下でしょうか？図9を見ていただくとわかると思いますが，肩の下に枕を入れてしまうと，挿管経路が一直線とならず挿管しづらいのです．必ず頭の下に入れ，喉頭蓋を確認しやすく，かつ気管内に挿管しやすい姿勢をとってから行うように

図9 気管挿管と枕（肩枕はNG！）

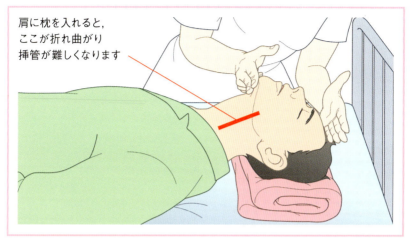

肩に枕を入れると，ここが折れ曲がり挿管が難しくなります

しましょう．手技全般にいえることですが，準備が大切です．焦るがあまり準備を疎かにしてしまっては，焦っている急変対応時にうまくいきません．

心停止時に使用する薬剤

- 心停止に至った疾患に治療介入するためには，複数の薬剤を使用する場合もありますが，まずは心拍を再開させなくてはなりません．その際にまず準備しておかなければいけない薬剤は実は少なく，①アドレナリン，②アミオダロンの2つでまずはよいでしょう．

①アドレナリン

- アドレナリンは最も重要な薬剤です．心停止は4つに分類されますが，どの波形においても適応があります．薬剤の投与方法もシンプルで1mg（1A）を経静脈投与です．経静脈投与を行うためには，当然静脈路確保が必要ですが，心停止患者では困難なことも少なくありません．その

表3　心停止の原因：6H&6T

6H		6T	
Hypoxia	低酸素	Thrombosis coronary	心筋梗塞
Hypovolemia	低循環	Thrombosis pulmonary	肺塞栓
Hypothermia	低体温	Tamponade	心タンポナーデ
Hypo/Hyper-K	低/高ナトリウム血症	Tension PTX	緊張性気胸
Hyper-H	アシドーシス	Toxin	中毒
Hypoglycemia	低血糖	Trauma	外傷

図10　アミオダロンの実際の使用方法

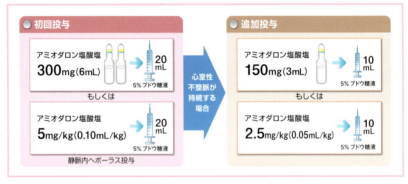

（サノフィ株式会社資料より引用）

ような場合には骨髄路を選択します．経験がない，見たことがない人は，これもYouTubeなどの動画サイトで一度は確認しておきましょう．

● アドレナリンは，心静止/PEAであれば，静脈路確保ができた段階で経静脈投与します．Pulseless VT/VFでは，難治性（初回の除細動で反応なし）の場合に経静脈投与します．アドレナリンは一度開始したら，3〜5分ごとに心拍が再開しない限り1mgを繰り返し経静脈投与です．

②アミオダロン

● アミオダロン（アンカロン®）は，難治性のpulseless VT/VFの場合

に使用します．初回投与量は300mgをボーラス投与し，2回目以降は150mgの投与です．

- 心停止に至った原因に対する介入も当然必要です．心肺蘇生（cardio pulmonary resuscitation：CPR）を行いながら，心停止に至った病歴を主治医や担当看護師，目撃者に確認するとともに，血液ガスやエコーなど，ベッドサイドで施行可能な検査を駆使して原因検索を行います．主な原因は**表3**のとおりで，これらを意識して所見を探しにいきます．心拍が再開したら，血圧を測定するとともに，心電図も忘れずに確認し，入院時など以前のものと必ず比較しましょう．

- ここまで，心停止患者の認識から，介入まで大まかな流れを話してきましたが，自信をもって対応できそうですか？ 急変時のベッドサイドは，慌ただしく，さまざまな声が飛び交い，統率がとれていない場合もあるでしょう．しかし，これではいけません．必ずリーダーを中心としたチームワークで対応する必要があります．リーダー以外に胸骨圧迫をする人，呼吸を管理する人，点滴や薬剤を準備する人，薬剤の使用などの記録をつける人，その他，家族に病状説明を行う人など多数の人が協力して対応しなければ適切な介入はできないのです（**図11**）．この本を読んでいるみなさんにはぜひリーダーとして適切な指示を出せるようになってもらいたいと思います．その場に十分な人数がいるのであれば，自身は全体を見て現状を把握し適切な介入を行うように努めます．夜間など人がいなければ頭側に立ち，協力して対応するとよいでしょう．

- 誰かが指示を出したら，必ずそれに対して声を出して答えましょう．「アドレナリン1mg準備してください」と声がかかれば，「アドレナリン1mgですね．準備します」と答えましょう．記録のみしていても言ったほうは指示が伝わっているのか否かわかりません．聞こえなかった場合には，「もう一度言ってください」と遠慮せずに返答しましょう．

- 普段あまりかかわらないスタッフと急変時にはともに対応することもあると思いますが，可能な限り名前で呼び合いコミュニケーションをとるようにしましょう．「看護師さん」，「先生」と呼び合うより，「○○さん」，

図11 チームワークで救命せよ！

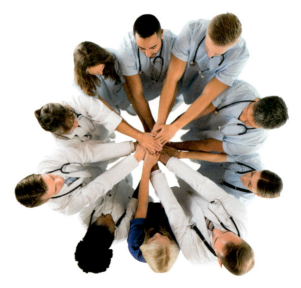

「□□先生」と名前で呼び合うほうがコミュニケーションエラーが少なくなるだけでなく，場の雰囲気もよくなるでしょう．普段からこの辺は意識して顔の見える関係づくりを構築させておくことが理想です．

DNR，DNARの意味を理解しておく

- 院内の患者が心停止に陥った場合，すべての患者においてCPRを行うわけではありません．担癌患者など，原因によっては行わずに死亡確認する状況もあります．DNR（do not resuscitate），DNAR（do not attempt resuscitation）という言葉はみなさん聞いたことあるでしょう．これらの言葉をきちんと理解しておく必要があります．しばしばカルテに「急変時DNAR」という記載を見かけますが，これはお勧めできません．どうしてだかわかりますか？ この記載では誤解が生じる可能性があるのです．みなさんは「急変時」と記載を見て，どこまでの治療を

図12 万国共通の窒息のサイン：チョークサイン

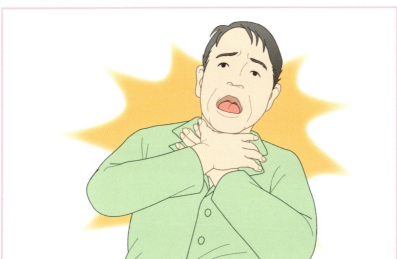

やるか瞬時に判断できますか？ 例えば，2週間前に脳梗塞で入院となり，現在失語，半身麻痺を認める88歳男性のカルテに「急変時DNAR」と記載されていたとします．この患者が誤嚥性肺炎を起こして，現在高流量の酸素を要しています．これ以上の酸素を要する場合には気管挿管・人工呼吸器管理が必要ですが，行いますか？ 行いませんか？ 気管挿管は行わないとした場合，抗菌薬は投与しますか？ しませんか？ 肺炎ではなく，心不全を発症した場合にはNPPV（非侵襲的陽圧換気）は行いますか？ ネーザルハイフローは？「急変時DNAR」という指示では，これらの質問に対する医師や看護師の意見はおそらく一致しないでしょう．それは患者にとってよろしくありません．

- DNARは心停止時のみ有効であり，心肺蘇生不開始以外はICU入室を含めて通常の医療・看護については別に議論すべきとされています[2]．患者や家族の意思をその都度確認し，方針を決定，そしてそれをかかわる誰もがわかるようにカルテに記載しておくようにしましょう．「心停止時DNAR．誤嚥性肺炎や尿路感染症に対する抗菌薬投与は行うが，気管

図 13　Heimlich 法

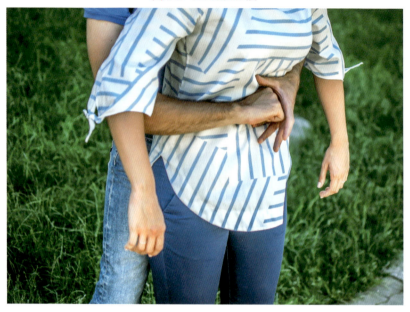

挿管や透析など侵襲的な処置は行わない」など，具体的に記載しましょう．

窒息への対応

● 最後に窒息の対応を確認しておきましょう．看護師は食事の介助を行うこともあると思います．その際，患者が図 12 のような状態であったらどのように対応するべきでしょうか？ このサインは万国共通ですね．喉に何かが詰まった，窒息のサインです．これは速やかに介助する必要があります．自信をもって対応できますか？ 窒息は Heimlich 法を行います．図 13 のように，患者の後方に回り心窩部を突き上げるようにして異物を取り除きます．注意点は，Heimlich 法を行う旨を伝えてから行うということです．突然背後から行おうとすると，患者の不安を煽るだけでなく，自身が被害を受けるかもしれません．ちなみに Heimlich 法

の生みの親であるHeimlichさんは自身が96歳のときに，施設で80歳代の女性の窒息をHeimlich法を用いて救命しています．すごいですね．

> **コラム①　備えあれば憂いなし**
>
> みなさんは，緊急時の際の人の集め方や物品の場所を把握しているでしょうか？　コードブルーなどの急変コールはどのように院内放送をかけるのか，除細動器やアドレナリン，挿管チューブがどこにあるのか把握していますか？　頭でやることはわかっていても物品がなければ困ってしまいます．また，物はあっても作動しない，有効期限や使用期限が切れていては使えません．急変時に慌てることのないように事前に必ず確認しておきましょう．

> **コラム②　心臓マッサージではなく胸骨圧迫**
>
> 以前は胸骨圧迫を心臓マッサージと呼んでいました．呼び名が変わったのには理由があります．院内での胸骨圧迫は医療者が行うことが多いため正しい胸骨圧迫が行われますが，院外の心停止患者に対する介入は当然一般市民が行います．その際，胸骨圧迫ではなく心臓マッサージという名称では，心臓は身体の左寄りにあるという知識から，適切な部位における圧迫が行われないという例があったといわれています．また，手技が難しければ，一生で1回訪れるか否かの胸骨圧迫を正しくはできません．そのため，位置や回数はシンプルになったというわけです．最近では，心停止患者を一般市民が対応する場合には，人工呼吸は行わず，胸骨圧迫のみでOKとされています．Bystander CPRは極めて大切ですから，とにかくやってもらわないことには始まらないのです．

参考文献
1) American Heart Association：ACLSプロバイダーマニュアル．シナジー，2017
2) 日本集中治療医学会：Do Not Attempt Resuscitation(DNAR)指示のあり方についての勧告．日本集中治療医学会誌 24：208-209，2017

理解度チェック

❶目の前の患者が心停止か否か,瞬時に判断できますか?
　意識と呼吸に着目でしたね.反応がなければ人を集め,次に確認するべきは,呼吸が正常か否かでした.胸郭の挙上が不十分である場合や呼吸数が少ない場合には気道を確保し酸素投与が必要です.死戦期呼吸を認める場合には,酸素投与のみでは不十分であり胸骨圧迫を速やかに開始しなければなりません.

❷死戦期呼吸,知っていますか?
　死戦期呼吸は正常な呼吸ではなく,胸骨圧迫を始める一つのサインでした.見たことがない人はすぐに確認し,目に焼き付けておきましょう.

❸正しい胸骨圧迫,できますか?
　位置,回数,深さ,圧迫の解除がポイントでした.胸骨の下半分,1分間に100〜120回,5〜6cm,胸郭がきちんと元の位置に戻ることを確認し圧迫です.それぞれきちんと頭に入れておきましょう.

❹除細動の適応,わかりますか?
　心停止すべてが除細動の適応ではありません.心静止,PEAは適応ではなく,pulseless VT,VFが適応です.J(ジュール)数や,除細動器の位置も確認を忘れずに.

2　意識障害

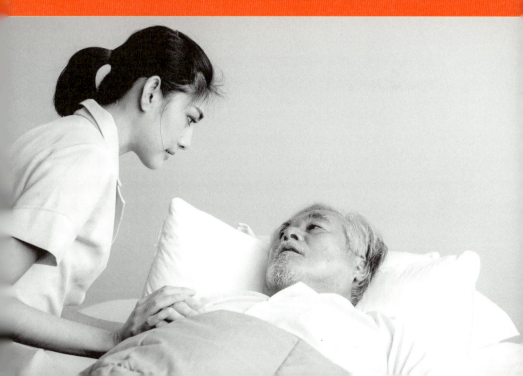

Part1では心停止について学びました．いかにして心停止か否かを見極めるか，疑ったらどのように行動するべきか理解できたでしょうか？　適切な胸骨圧迫の方法，除細動の適応の波形も理解しましたね．続いて意識障害です．意識障害を主訴に入院する患者も多く，また院内で意識障害を発症する患者も少なくありません．評価方法，医師に連絡する前に行うべきことを中心に学んでいきましょう．

　Part2では以下の質問に答えられるようになりましょう（**答えは47頁**）．

①意識障害の評価方法を知っていますか？
②意識障害の原因，いくつ知っていますか？
③意識障害の原因が頭蓋内疾患らしいバイタルサインとは？
④意識障害患者，まず初めに行う検査は何ですか？

症例②

68歳，男性．本日胃癌に対する開腹手術予定の方．
朝回診時に呂律が回っておらず，反応も普段と比較し悪い状態であった（図1）．
とるべき行動は？

意識障害の客観的な評価方法

● 意識障害の客観的な評価方法を知っていますか？「なんとなく意識がおかしいです」，「反応が悪いです」といった表現では正確な意識状態は伝わりません．Japan Coma Scale（JCS，表1），Glasgow Coma

図1　68歳，男性，胃癌の開腹手術予定

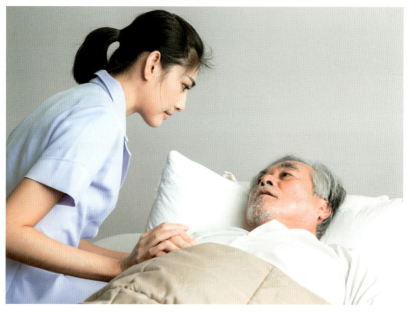

表1　Japan Coma Scale（JCS）

大分類	小分類	JCS
1桁 自発的に開眼，瞬き動作・または話をしている	意識清明のようだが，いまひとつはっきりしない	1
	今は何月だか，どこにいるのか，または周囲の者（看護師・家族）がわからない	2
	名前または生年月日が言えない（不変的なもの）	3
2桁 刺激を加えると開眼，離握手，または言葉で応ずる	呼びかけると開眼，離握手，または言葉で応ずる	10
	身体を揺さぶりながら呼びかけると開眼，離握手，または言葉で応ずる	20
	痛み刺激を加えながら呼びかけると開眼，離握手，または言葉で応ずる	30
3桁 痛み刺激を加えても開眼，離握手，そして言葉で応じない	刺激部位に手をもってくる	100
	手足を動かしたり，顔をしかめる	200
	まったく反応しない	300

Scale（GCS, 表2）は頭に入れて評価できるようにしておきましょう．慣れないうちは，これらの表をポケットに忍ばせ評価してください．

表 2　Glasgow Coma Scale（GCS）

大分類	小分類	GCS
E：開眼 　Eye opening	自発的に	E4
	言葉により	E3
	痛み刺激により	E2
	開眼しない	E1
V：言葉による応答 　Verbal response	見当識あり	V5
	錯乱状態	V4
	不適切な言葉	V3
	理解できない声	V2
	発声が見られない	V1
M：運動による最良の応答 　Best motor response	命令に従う	M6
	痛み刺激の部位に手足をもってくる	M5
	四肢を屈曲する（逃避をするような屈曲）	M4
	四肢を屈曲する（四肢が異常屈曲位へ）	M3
	四肢伸展	M2
	まったく動かさない	M1

表 3　意識障害の原因

A	Alcohol Aortic Dissection	アルコール 大動脈解離
I	Insulin（hypo/hyper-glycemia）	低 / 高血糖
U	Uremia	尿毒症
E	Encephalopathy(hypertensive, hepatic) Endocrinopathy(adrenal, throid) Electrolytes(hypo/hyper-Na, K, Ca, Mg)	高血圧症 / 肝性脳症 内分泌疾患 電解質異常
O	Opiate or other overdose Decreased O_2(hypoxia, CO intoxication)	薬物中毒 低酸素
T	Trauma Temperature(hypo/hyper)	外傷 低 / 高体温
I	Infection(CNS, sepsis, pulmonary)	感染症
P	Psychogenic Porphiria	精神疾患 ポルフィリア
S	Seizure Shock Stroke, SAH Supplement	てんかん，痙攣 ショック 脳卒中 ビタミン欠乏

- ここでJCS，GCSの例題です．担当の患者を訪室すると，呼びかけで開眼し，応答，指示動作はすべて正常に行うことができました．この患者のJCS，GCSはそれぞれいくつでしょうか？ 呼びかけで開眼したので，10/JCS，E3V5M6/GCSでしょうか？ 一見これで合っているようですが，これでは寝ていた患者はすべて意識障害になってしまいます．呼びかけで開眼した場合には，その後が実は大切なのです．一般的に20秒以上刺激することなく開眼が継続可能であれば，JCSは1桁，GCSはE4と評価してOKです．それに対して，呼びかけで開眼するものの，問診中に閉眼してしまう状態の場合には，意識障害ありと判断します．また，GCSにおけるM5，M6の評価もきちんと行いましょう．手を握ってもらう，目を開けてもらうだけでは評価不十分です．離握手，開閉眼をともに評価しましょう．握るのはただの反射かもしれませんから．細かなことですが，塵も積もれば山となる，です．たかが1点ですが，わずかな意識障害を見逃さないためにはこのような点にもこだわる必要があります．

意識障害の原因

- 意識障害の原因をみなさんはいくつ知っていますか？ ここで思い浮かばない疾患は鑑別できません．意識障害の原因としてCarpenterの分類（AIUEOTIPS）が有名です．筆者は，これに大動脈解離，ビタミン欠乏を追記し頭に入れています（表3）．AIUEOTIPSは覚えやすい語呂なのでぜひみなさんもこれで覚えましょう．
- 意識障害の原因は頭蓋内疾患だけでないことがわかりますね．意識が悪いと頭部CTを撮りたくはなりますが，きちんと評価する必要があるわけです．それでは，実際に意識障害患者に対するアプローチはどのようにするべきでしょうか？ みなさんは決まったアプローチ方法をもっているでしょうか？ 患者ごとにアプローチ方法を変えるのも悪くはあり

表4　意識障害のアプローチ：10の鉄則

① ABCの安定が最重要！
②バイタルサイン，病歴，身体所見が超重要！外傷検索，AMPLE聴取も忘れずに！
③鑑別疾患の基本をマスターせよ！
④意識障害と意識消失を明確に区別せよ！
⑤なにがなんでも低血糖の否定から！デキスタ，血液ガスチェック！
⑥出血か梗塞か，それが問題だ！
⑦菌血症・敗血症が疑われたら fever work up！
⑧電解質異常，アルコール，肝性脳症，薬物，精神疾患は除外診断！
⑨疑わなければ診断できない！AIUEOTIPSを上手に利用せよ！
⑩原因が一つとは限らない！確定診断するまで安心するな！

表5　ベッドサイドでの3 Steps

1ST step	バイタルサインのチェック
2nd step	左右差の確認
3rd step	血糖値の確認

ませんが，初学者はまずは一定のアプローチ方法をもち対応したほうが見逃しは防げます．患者背景や病歴，バイタルサインや身体所見から，「意識障害の原因は○○らしい」ということが自信をもって言える状態となれば，不要な検査などはスキップして構いません（詳細は後述）．

Point!　意識障害の原因は頭蓋内疾患とは限らない！

意識障害の鑑別

● 意識障害患者に対して筆者は**表4**の順で鑑別を進めるようにしています．これをそのまま覚える必要はありませんが，救急外来や急変時など，資源や時間が限られ，緊急性や重症度が高い状況では，迷っている暇はないため，自分なりのアプローチ方法が確立していない場合には，これ

表6 意識障害と頭蓋内疾患

収縮期血圧（mmHg）	尤度比
〜90	0.03
90〜99	0.08
100〜109	0.08
110〜119	0.21
120〜129	0.45
130〜139	1.50
140〜149	1.89
150〜159	2.09
160〜169	4.31
170〜179	6.09
180〜	26.43

瞳孔	尤度比
対光反射の消失	3.56
1mm以上の不同	9.00

> 尤度比：
> 疾患のない人に比べてある人は，陽性の可能性がどのくらいあるかを示す指標．尤度比が高い検査ほど検知能力が高い

(Ikeda M, Matsunaga T, Irabu N et al：Using vital signs to diagnose impaired consciousness: cross sectional observational study．BMJ 325：800，2002 より引用)

に準じて鑑別を進めることをお勧めします[1]．
- 院内の急変において，意識障害の患者に遭遇した場合には，客観的な意識状態の評価を行いながら，まずは3つの事項を確認しましょう（表5）．ここではショックバイタル患者ではなく，概ねバイタルサインは安定している患者のベッドサイドのアプローチに関して述べます．

① 1st step：バイタルサインのチェック

- 意識障害であることを認識し客観的に程度を評価したら，その他のバイタルサインをすぐに確認しましょう．意識障害の原因が頭蓋内疾患とは限らないことは前述のとおりですが，それでは頭蓋内疾患であった場合には，通常バイタルサインはどのようになるでしょうか？ 通常の変化を知り，それと矛盾する場合には立ち止まる，これを意識すると急変対応に強くなります．頭蓋内疾患による意識障害では，血圧は一般的に高く，瞳孔の左右差を認めればより頭蓋内疾患らしくなります（表6）[2]．これは非常に重要です．裏を返せば，意識障害患者の血圧が正常ないし低い場合には，頭蓋内疾患以外を積極的に考える一つの根拠となるのです．

> **Point!** 頭蓋内疾患による意識障害では血圧が高い！

- 瞳孔も忘れずに確認しましょう．対光反射の消失や，瞳孔の左右差を認める場合には頭蓋内疾患の可能性が高くなります．また，極端な縮瞳を認める場合には，①橋出血，②麻薬（モルヒネなど），③有機リン中毒も鑑別に入れましょう．院内で多い意識障害の原因の一つに薬剤性があげられますが，モルヒネやフェンタニルなどの麻薬の影響で意識が悪い場合には，縮瞳を伴います．必ず自身で瞳孔は確認する癖をつけましょう．救急外来における意識障害の鑑別においても，瞳孔が原因を教えてくれることは少なくありません．地下鉄サリン事件（平成7年）の際も，当初原因がわかりませんでしたが，患者が縮瞳を認めることから原因を早期につかむことができたといわれています．目は口ほどにものを言うこともあるわけです．

> **Point!** 瞳孔も必ず確認！

② 2nd step：左右差の確認

- 身体所見をとる際に左右差を意識することは非常に重要です．肺, 腎臓, 甲状腺など左右にある臓器では，左右差があれば異常に気づきやすいでしょう．また，麻痺や感覚の異常に左右差が認められれば脳梗塞や脳出血など頭蓋内疾患が考えやすくなります．
- 血圧と身体所見の左右差を組み合わせると，さらに意識障害の鑑別はしやすくなります．血圧が高く，左右差を認める場合には脳卒中，特に脳梗塞や脳出血の可能性は高いでしょう．それに対して，左右差を認めるものの血圧が普段と比較し正常ないし低い場合には脳卒中らしくはありません．この場合には，脳卒中もどき（stroke mimics）である，低血糖, 大動脈解離, 痙攣などを考える必要があります．また，身体所見に左右

表7 Time is Brain！ 来院60分以内に治療開始

初期評価	10分以内
頭部CT施行	25分以内
読影終了	45分以内
rt-PA開始	60分以内

(Jauch EC, Saver JL, Adams HP et al：Guidelines for the Early Management of Patients With Acute Ischemic Stroke. Stroke 44：870-947, 2013より引用)

差を認めない場合には，脳梗塞や脳出血の可能性は低いですが，クモ膜下出血の可能性は十分にあります．クモ膜下出血はむしろ左右差を認めないことが多く，左右差を認めないからといって頭蓋内疾患を否定してはいけないのです．

● 血圧が高く，左右差を認める場合には，まず脳梗塞を疑いましょう．脳出血ではなく脳梗塞です．なぜでしょうか？ それは脳梗塞に対しては血栓溶解療法（rt-PA療法）や血栓回収療法など治療法があり，その治療に時間的制約があるからです．rt-PA療法は発症から4.5時間以内に治療介入を行う必要があります．rt-PA療法は救急外来など初診の患者であっても，来院後1時間以内の治療開始が推奨されています（**表7**)[3]．院内発症の脳梗塞では，患者背景は初診の患者よりも病状の把握がしやすいはずです．これ以上時間をかけてはいけません．診断の遅れによって治療ができなくなってしまうことは避けなければならないのです．意識状態の客観的評価，血圧・瞳孔を中心としたバイタルサインに加え，発症時間*を明確にして担当医へ速やかに連絡しましょう（血糖値も忘れずに（詳細は後述））．

＊発症時間：朝食中の8時半など発症時間が明確にわかる場合にはそれに越したことはありませんが，回診時に気がついたなど，発症時間が不明な場合には最終健全確認時間（普段と変わらなかったことが確認できている時間）を明確にして伝えましょう．

③ 3rd step：血糖値の確認

● 血糖値は意識障害患者では必ず確認します．それはなぜでしょうか？ いくつか理由があります．低血糖が時間経過とともに改善することは乏

図 2 低血糖を確認してから頭部 CT をオーダーする

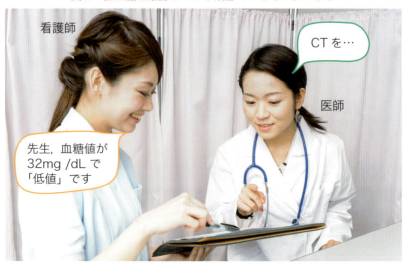

しく，低血糖が遷延すると低血糖性脳症となり意識障害や失語が不可逆的な変化となってしまいます．早期に低血糖を是正する必要があるのです．また，血糖値の確認は簡便で迅速に結果が判明します．非侵襲的な検査ですぐにわかるわけです．そして，低血糖であればブドウ糖の投与で意識状態は通常速やかに改善します．つまり，低血糖は緊急性が高く，診断も簡便で，治療介入も迅速に行うことができることから，意識障害患者ではまず低血糖を考え対応するのがよいのです．血糖値を確認することなく頭部 CT をオーダーしてはいけませんよ（している医師がいたら，しれっと血糖値を伝えるとよいでしょう，図 2）．

> **Point!** 意識障害患者では，まず低血糖の除外を！

低血糖の 3 条件

● 低血糖と診断するために満たすべき条件を知っていますか？ 血糖値を測

表 8　血糖値と症状

血糖値（mg/dL）	症状
80	インスリン分泌低下
70	グルカゴンとアドレナリン分泌
55	交感神経刺激症状 （神経質・不安，空腹，動悸，発汗，頭痛）
50	神経症状 （傾眠，昏睡，一過性神経脱落症状，頭痛）
30	昏睡

表 9　Whippleの3徴　低血糖を正しく診断しよう！

①低血糖と矛盾しない症状
②適切な方法で測定された血漿グルコース濃度の低値
③血漿グルコース濃度が上昇した際の症状の改善

定し，60mg/dL であれば低血糖と診断していいのでしょうか？　一般的に 70mg/dL よりも低い場合や 70mg/dL 以上であっても，意識障害などの低血糖症状を認める場合には低血糖と診断されますが，個人差があり必ずしも数値はあてになりません．低血糖と診断するためには3つの条件があります．①低血糖と矛盾しない症状（**表8**），②適切な方法で測定された血漿グルコース濃度の低値，③血漿グルコース濃度が上昇した際の症状の改善，の3点でこれを **Whippleの3徴** と呼びます（**表9**）．つまり，これらを満たさない場合には低血糖ではなく血糖低値（ただ血糖値が低いだけ）で，意識障害の原因が他にも存在する可能性を考慮する必要があります．特に③の条件を確認せずに，意識障害の原因が低血糖と診断されてしまっている状況はよくあるため，必ずブドウ糖投与などによって血糖値が改善した際に，普段と同様の意識状態へ改善していることを確認するようにしてください．

●低血糖症状は個人差があると述べました．実際に健常者とコントロール不良の糖尿病患者では，低血糖症状が出現する血糖値が 20mg/dL 以上異なる（健常者：53 ± 2mg/dL，コントロール不良の糖尿病患者：78

± 5mg/dL）という報告もあります[4]．カルテなどで患者背景を把握することは大切ですが，急変時には患者背景がすぐにわからない，または入院したばかりでよくわからないこともあります．迷ったらすぐに血糖値を測定したほうがよい場面は多々あります．しかし，このように数値のみではなかなか診断は困難なことから，数値プラス症状で，また症状の改善をもって確定診断しなければならないのです．

● 低血糖では片麻痺などの中枢神経症候を認めることがあります．数％と決して頻度は高くありませんが，麻痺を認めるから頭蓋内疾患というわけではないのです．また，血糖値と麻痺の間に相関はなく，数値が低いほど麻痺が起こりやすいということもありません．また低血糖性片麻痺は失語を伴うことも多く，低血糖が遷延すると後遺症として残ることもあるのです[5]．意識障害患者で頭部 CT よりも前に血糖値を測定したくなりましたよね？！

低血糖の治療

● 低血糖の治療はベッドサイドで行われることが多いでしょう．内服可能であればブドウ糖を経口摂取，不可能であれば経静脈的に投与します．その際，1点だけ注意することがあります．それはずばりビタミン B_1 です．ウェルニッケ（Wernicke）脳症という病気は聞いたことがあると思います．ビタミン B_1 が欠乏している状態＊でブドウ糖を投与すると，ブドウ糖の代謝にビタミン B_1 が必要なことからさらにビタミン B_1 が低下し，病状の悪化を招きます．きちんと食事をとっている患者や，きちんと点滴の管理がなされビタミン B_1 が欠乏していない患者であれば，過度に心配する必要はありませんが，患者背景が不明な場合や，アルコール多飲患者，低栄養状態の患者，妊娠悪阻の患者，胃切除後の患者などは欠乏しやすい代表です．該当する場合にはビタミン B_1 の補充とともにブドウ糖を投与するようにしましょう．これは入院患者の急変よりも

救急外来で特に意識しておくべき知識です．忘れずに！

* ビタミンB_1は，成人では1日必要量は2mg以下です．枯渇するには2～3週間必要とされています．つまりこの程度の期間食事がとれていない患者では常に意識しておく必要があります．

● 急を要する病態，疾患（バイタルサインが不安定な患者，脳卒中，低血糖）に対応したあとに，もう一つ注意すべき意識障害の原因があります．それが薬剤の影響です．院内では不眠，不穏，痛み，痙攣などに対して薬を内服，静注している患者も多く，これらの薬剤の影響で意識が悪くなることがあるのです．1分1秒を争う病態ではないものの，薬の調整（減量，中止）が必要であるため，常に考えておくようにしましょう．入院中の患者であれば使用している薬剤を正確に把握できるはずです．

医師を呼ぶ前にすべきこと

これまでの内容をふまえ，実際に意識障害患者に対してどのように対応し，担当医に報告するべきかを症例②を通じて考えていきましょう．

症例②

68歳，男性．本日胃癌に対する開腹手術予定の方．朝回診時に呂律が回っておらず，反応も普段と比較し悪い状態であった．意識10/JCS，血圧128/78mmHg，脈拍98回/分，呼吸15回/分，SpO_2は97%(RA)，体温35.9℃．どのように対応しますか？

● バイタルサインは意識障害以外に脈拍がやや早い以外は安定していますね．この次に行うべきは何でしょうか？ 病歴の確認はいつでも大切です．そのため，経過のわかる担当医や担当看護師に確認することは必須です．しかし，患者の急変対応の際には，同時並行で患者の対応も行う

必要があります．急変と判断したら，心停止のときと同様に一人で抱え込まずにまずは仲間を集めましょう．ナースコールを押す，廊下に出て人を呼ぶなどして役割を分担して対応しましょう．急変の場合には，患者からなるべく目を離さないほうがよいでしょう．そのため，病歴の確認は人が集まったら担当を決めて行い，自身では先程提示した「ベッドサイドでの3steps（**表5**）」を実践しましょう．バイタルサインの確認の次は左右差でしたね．この左右差が明らかに認められる場合には，脳梗塞や脳出血などの脳卒中の可能性が高く，脳梗塞であった場合にはrt-PA療法の適応の可能性があるため1分1秒を争う必要があるのでした．しかし低血糖の否定はしておかなければならないため，行うべき3つ目のこととして血糖値を確認するのです．実際にこの症例の患者は構音障害を認めましたが，手足の左右差は認めませんでした．血糖値を測定すると，23mg/dLで低血糖が意識障害の原因と考えられました．2型の糖尿病で普段から血糖降下薬を使用していた患者に対して，術前のため内服薬の代わりにインスリンを点滴に混注し血糖コントロールを行っていたのですが，予想以上に血糖値が低下してしまったのです．

- 「〇〇先生，10/JCS，構音障害を認め，バイタルサインは血圧128/78mmHg，瞳孔の左右差はなく，血糖値を測定したところ23mg/dLと低く，低血糖が原因と考えられます」．このように担当医に伝えられれば十分です．担当医が到着するまでに，ブドウ糖（50％ブドウ糖40mL（20mL×2））を準備しておくとよいでしょう．ちなみに，数日前に入院となるまでは食事はきちんととっていたことが確認できていたためビタミンB_1は不要です．

- 以上のように，入院後に新規に起こった意識障害に対して，最低限行うべきこと（医師に伝える前にすべきこと）はこれでOKです．さらに余裕がある人は，頻度の高い意識障害の原因として，低血糖，脳卒中以外に感染症，薬剤，痙攣などがあげられるため，それぞれのポイントを理解しておくことをお勧めします．ここでは，"10の鉄則"に準じてポイントを説明しておきます．詳しく勉強したい方は，筆者の著書『救急外

図3 敗血症の診断基準

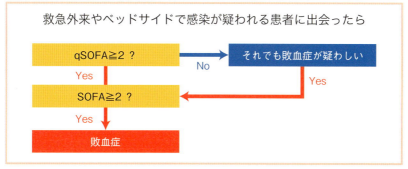

(Singer M, Deutschman CS, Seymour CW et al：The Third International Consensus Definitions for Sepsis and Septic Shock (Sepsis-3). JAMA 315(8):801-810,2016 より引用)

来ただいま診断中！（中外医学社，2015）』[1)]をどうぞ（笑）．

菌血症，敗血症が疑われたら fever work up！（鉄則⑦）

●感染症の患者については，Part5 で詳しくは述べますが，高齢者の意識障害の原因として感染症は多く，頻度の高い原因である肺炎や尿路感染症（膀胱炎ではなく腎盂腎炎，前立腺炎など）は意識障害を認めることが少なくありません．髄膜炎や脳炎など中枢神経系の感染症における意識障害の可能性もあるため，それらは常に意識しておく必要がありますが，これらが院内で発症することは稀です．まずは，院内発症でも頻度の高い，肺炎，尿路感染症を拾い上げられるようになりましょう．特にベッドサイドでは，発見が遅れると重篤化しうる敗血症のスクリーニングを行えるようにしておきましょう．敗血症は診断基準が 2016 年に改められました．**図3** のように，まず **quick SOFA**（以下，qSOFA，**表10**）を満たすか否かをベッドサイドでは評価します．qSOFA は，意識の程度以外に呼吸数，収縮期血圧を評価します．BLS アルゴリズムでも意識の次に確認したのは呼吸でしたね（**Par1 心停止を参照**）．とにかく

表10 qSOFA

- 呼吸数 ≧ 22回/分
- 意識障害（意識変容）
- 収縮期血圧 ≦ 100mmHg

2項目以上該当すればqSOFA陽性と判断

　呼吸数は極めて大切なバイタルサインであると認識しましょう．病棟の患者が意識障害を認め，呼吸数が上昇している場合には敗血症も鑑別に入れ，フォーカスを探すことができるようになるとよいでしょう（**Part5 発熱を参照**）．

● **図3**を見てください．qSOFAは満たさないものの，「それでも敗血症が疑わしい」という状態とはどのような状態でしょうか．例えば，意識障害は認めるものの，呼吸数は20回/分，血圧も120/78mmHgであればqSOFAは満たしません．しかし，この患者が39.8℃と発熱を認め，脈拍が120回/分と上昇していたらどうでしょうか？この場合にも「敗血症？」，もしくは「何らかの感染症かも？」と思いますよね．qSOFAを満たす場合には「敗血症の疑い」としてよいと思いますが，満たさないからといって敗血症ではないとは限りません．以前は敗血症の診断にqSOFAの代わりに全身性炎症反応症候群（systematic inflammatory response syndrome：SIRS）を使用していました．SIRSはバイタルサイン3項目，白血球数の4項目で構成されています．qSOFA，SIRS，どちらが敗血症患者のスクリーニングによいのかはいまだ議論があるところですが，ベッドサイドで重要なことはとにかくバイタルサインです．合言葉は**「声をかけ，脈を触れ，呼吸を真似よ！」**です．声をかけて意識状態を確認し，脈を触れて脈拍数を確認し，**呼吸数は数えるのではなく真似をして異常な呼吸をキャッチしましょう（図4）**．

図4 声をかけ，脈を触れ，呼吸を真似よ！

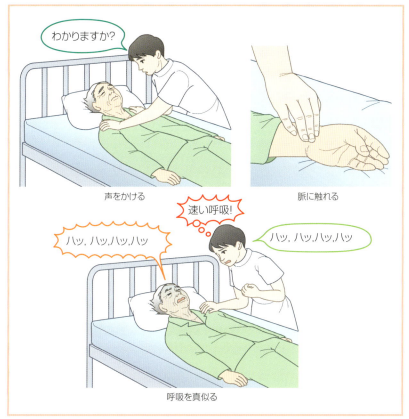

電解質異常，アルコール，肝性脳症，薬物，精神疾患は除外診断！（鉄則⑧）

- 院内でこれらの中で問題となるのは，薬物が圧倒的に多いでしょう．電解質異常では低ナトリウム血症が意識障害の原因として有名ですが，急激に低下しない限り基本的には意識障害はきたしません．そのため，院内で発症する意識障害の原因として頻度は下がります．それよりも，眠剤（ブロチゾラムなどのベンゾジアゼピン系薬，ゾルピデムなどの非

ベンゾジアゼピン系薬など，**コラム⑥を参照**），鎮痛薬（フェンタニル，モルヒネなど），鎮静薬（フェノバルビタール，ミダゾラム，プロポフォールなど），抗痙攣薬（ジアゼパム，レベチラセタムなど）に伴う意識障害は院内ではしばしば経験します．不眠，不穏に伴い処方した薬の影響で起床時の意識が悪い，また処置などに伴い使用した薬剤によって意識が悪いということがあるのです．いかなる症状の際にも薬剤の影響は常に意識するようにしましょう．

疑わなければ診断できない！AIUEOTIPSを上手に利用せよ！（鉄則⑨）

● 最後に意外と難しい意識障害の原因を紹介しておきましょう．それが痙攣です．AIUEOTIPSのS（Seizure）です．目の前でガクガクするような間代性痙攣など明らかな痙攣は誰でも判断可能ですが，見た目ではわからない痙攣（非痙攣性てんかん重積：nonconvulsive status epilepticus：NCSE）や，痙攣後の状態では鑑別にあげて精査をしなければわかりません．痙攣の詳細はPart3で述べますが，意識障害の鑑別に痙攣/痙攣後もあげられるようになりましょう．

せん妄を正しく判断しよう！

● 最後に「せん妄」を正しく判断できるようになりましょう．せん妄とは「意識混濁を背景に，注意力，見当識，認知機能，判断力が一過性に障害される状態」を指します．簡単にいえば，一過性の意識障害なのです．入院中の患者では，日中まったく問題なかった高齢者が，突然訳のわからない，辻褄の合わない会話をしたり，言動がおかしくなったりするのが典型的です．なぜ，せん妄が重要かといえば，せん妄の原因が感染症や

表11 せん妄の診断基準

	以下のすべてを満たすものをせん妄と診断する
A	注意の障害（注意の方向づけ，集中，維持，転換する能力の低下）および意識の障害（環境に対する見当識の低下）．
B	その障害は短期間のうちに出現し（通常数時間～数日），もととなる注意および意識水準からの変化を示し，さらに1日の経過中で重症度が変動する傾向がある．
C	さらに認知の障害を伴う（例：記憶欠損，失見当識，言語，視空間認知，知覚）．
D	基準AおよびCに示す障害は，他の既存の，確定した，または進行中の神経認知障害ではうまく説明されないし，昏睡のような覚醒水準の著しい低下という状況下で起こるものではない．
E	病歴，身体診察，臨床検査所見から，その障害が他の医学的疾患，物質中毒または離脱（すなわち薬物乱用や医薬品によるもの），または毒物への曝露，または複数の病因による直接的な生理学的結果により引き起こされたという証拠がある．

(American Psychiatric Association : Diagnosticand Statistical Manual of Mental Disorders,Fifth Edition,DSM-5．American Psychiatric Association,Washington DC,2013 より引用)

表12 Confusion Assessment Method（CAM）

診断：必須項目（①＋②）＋③ or ④	
①急激な発症または症状の動揺性	③支離滅裂な思考
②注意力の低下	④意識レベルの変化

頭蓋内疾患，心血管障害，薬剤性で，急を要する病態である可能性があるからです．高齢者の訳のわからない行動を不穏と捉え不穏時指示を利用するのではなく，必ずせん妄の可能性を評価し，その原因を意識して評価する必要があるのです．

- せん妄というと，暴れているようなイメージがあるかもしれませんが，多いのは低活動性せん妄といって，過活動性せん妄とは対照的に，静かで無関心な状態です．高齢者に多く，うつ病と誤診されるなど，見逃されがちな病態であるため注意が必要です．
- せん妄の診断基準は**表11**のとおりです．いまいち理解しづらいと思うので，Confusion Assessment Method（CAM）をまずは評価できるようになりましょう（**表12**）．①，②は必須項目で，それに加えて③ or ④を認める場合にはせん妄の可能性が高くなるというものです．明

2 意識障害

らかな意識障害を認める場合には，本項で述べてきたような対応をすればOKですが，「なんとなくおかしい」，「訳のわからないことを言っている」，「反応が乏しい」など，一見するとたいしたことがなさそうな状態であっても，せん妄の可能性を考え，その原因検索に努めることを意識しておく必要があるということです．

できる看護師のアプローチ

- とにもかくにも「目の前の患者は意識障害である」という認識が極めて重要です．せん妄を含む見落としがちな軽度の意識障害も，普段の状態を意識して拾い上げられるようになりましょう．意識障害患者と認識したら，まずはバイタルサインを確認し，緊急度を判断しましょう．血圧・瞳孔に着目し頭蓋内疾患の可能性を考えつつ，身体所見を左右差に注目しざっととります．脳卒中を積極的に疑う場合には，低血糖を否定しつつ担当医に連絡です．積極的に疑わない場合にも血糖値は確認します．そして，同時並行で呼吸数，血圧からqSOFAを満たすか否か，SIRSの3項目（呼吸数，脈拍数，体温）のバイタルサインを満たすか否かを判断し，満たすようであれば敗血症も考慮するわけです．そして，担当医が来るまでの間に薬剤の確認や，意識状態が悪くなる前に痙攣様の動きがなかったかなどを確認するのです．これらは慣れれば数分の間に把握することが可能です．救急外来ではなく院内という特権を活かして，担当医到着前に意識障害の原因を突き止めてしまいましょう．そして，担当医到着後のアクション，例えば頭部CTのための移動の準備，培養の提出など感染源の検索などの準備をしておくと最高ですね．

コラム③　検査前確率を意識してより迅速な対応

　意識障害や意識消失など，よく出会う症候は一定のアプローチを確立しておくことが，見逃しなく対応するためには必要ですが，患者ごとに起こりやすい疾患があることも事実です．例えば，脳梗塞は年齢とともに罹患率は上昇します．低血糖は血糖降下薬やインスリンを使用している患者に起こりやすく，通常特に既往のない人には起こりません．そのため，普段から担当患者に起こりうる状況を予想しておくと，より迅速な対応ができるようになるのです．担当患者の背景や基礎疾患，内服歴から，起こりうることを事前に予測しておくと早期発見，早期治療介入を行うことができるでしょう．

コラム④　脳梗塞か脳出血か，画像を撮らずしてわかるの？

　院内で発症した脳卒中が，脳梗塞であった場合にはより迅速な対応が必要なことは本項で述べました．それでは，ベッドサイドの観察において脳梗塞か脳出血かを判断することは可能でしょうか？結論から言いましょう，判断は困難です．頭部CTを撮影しなければわかりません．痙攣を認める場合，嘔吐を認める場合，意識障害を伴う場合には脳出血の可能性が高いという報告[6]もありますが，わが国においては脳卒中のうち75%が脳梗塞です[7]．40〜50歳代など比較的若い患者で，血圧が異常に高く，痙攣，嘔吐を認める場合には脳出血をより疑いますが，高齢者の多い入院患者においては，まずは脳梗塞を考え，rt-PA療法を意識した対応をとることが，疫学，治療の緊急度から利にかなっているでしょう．

コラム⑤　投与し忘れは許されないビタミン B_1

　ビタミン B_1 欠乏というと，ウェルニッケ脳症が有名ですが，アシドーシスや心不全の原因ともなりえます．また本項でも述べたとおり，慢性アルコール中毒患者のみが起こすわけではありません．数週間程度の一定の期間，ビタミン B_1 が十分摂取できなければ欠乏しうるのです．妊娠悪阻でも起こしえます．また，高齢者で徐々に食事摂取量が低下している方でも十分起こしえます．また，利尿薬内服患者は欠乏しやすくなります．ビタミン B_1 は安価で副作用はほぼありません．また不要な分は尿から速やかに排泄されます．足りないかも？と疑った段階で投与開始することが望ましいのです．ウェルニッケ脳症に至ってしまうと，救命はできても認知機能低下など後遺症が残る可能性があるのです．欠乏を疑った段階で投与しましょう．もし，意識障害など脳症に至っている可能性を考えた場合には，1,500mg/日と高用量の投与が推奨されています．

　欠乏を疑った患者は，上記のように経口摂取が困難な場合がほとんどであること，経口では吸収が安定しないことから，静注で対応します．

★ニンニク注射，聞いたことがあるでしょう．その主成分はビタミン B_1 です．点滴投与すると構成成分である硫化アリルがニンニク臭がするため，そのようにいわれています．

コラム⑥ 眠剤に御用心！

「不眠時指示ください」，患者さんからの「眠れない」という訴えを聞いて医師にこのような指示を依頼していないでしょうか？ 入院患者の不眠の原因の多くは環境要因です．すなわち同室の患者の声，回診に伴う睡眠の中断が大きく影響しています．これは眠剤を処方してもあまり効果はありません．また，圧迫骨折や術後の患者など，疼痛が原因の場合には鎮痛薬の介入は必要ですが，睡眠薬は不要です．

ベンゾジアゼピン系薬（クロチアゼパム（リーゼ®），ロラゼパム（ワイパックス®），ブロチゾラム（レンドルミン®））や非ベンゾジアゼピン系薬（ゾルピデム（マイスリー®），エスゾピクロン（ルネスタ®）*1 を安易に不眠時に処方するのは避けましょう．これらの薬は転倒と関連があり，入院患者の大部分を占める高齢者への処方は注意が必要です．入院前から内服している場合には，急に中断すると離脱症状を引き起こすため，継続せざるをえない場合もありますが，新規に処方する場合には十分な注意が必要です*2．もしも開始するという選択を主治医がしたならば，入院中に中止することを意識してください．退院時に処方すると，それがそのうち依存傾向を生み，さらには転倒などの悪影響を及ぼしかねないのです．退院処方を確認し，入院中に開始となった眠剤が含まれていたら，みなさんから主治医へ必要性の再確認をしていただけると助かります．

*1 薬 非ベンゾジアゼピン系薬は，zolpidem（マイスリー®），zopiclone（アモバン®）など"Z"から始まる薬が多いためこのように呼ばれます．
*2 普段の内服薬を確認する際に，眠剤の処方があるかないかは意識しておくとよいでしょう．DO処方はよろしくありませんが，飲んでいると認識しておくことで不要な不眠を避けられることは多いものです．半量継続，漸減中止を試みることもありますから（可能な限り中止したいので）．

参考文献

1) 坂本壮：救急外来ただいま診断中！．中外医学社，2015
2) Ikeda M, Matsunaga T, Irabu N et al：Using vital signs to diagnose impaired consciousness: cross sectional observational study．BMJ 325：800, 2002
3) Jauch EC, Saver JL, Adams HP et al：Guidelines for the Early Management of Patients With Acute Ischemic Stroke．Stroke 44：870-947, 2013
4) Boyle PJ, Schwartz NS, Shah SD et al：Plasma glucose concentrations at the onset of hypoglycemic symptoms in patients with poorly controlled diabetes and in nondiabetics．N Engl J Med 318(23)：1487-1492, 1998
5) Foster JW, Hart RG：Hypoglycemic hemiplegia：two cases and a clinical review．Stroke 18：944-946, 1987
6) Runchey S, McGee S：Does this patient have a hemorrhagic stroke? Clinical findings distinguishing hemorrhagic stroke from ischemic stroke．JAMA 303 (22)：2280-2286, 2010
7) 小林祥泰 編：脳卒中データバンク 2015．中山書店，2015

理解度チェック

> **❶意識障害の評価方法を知っていますか？**
> 　JCS（表1），GCS（表2）を頭に入れておきましょう．客観的に評価できなければ，コンサルトはうまくいきません．

> **❷意識障害の原因，いくつ知っていますか？**
> 　AIUEOTIPSを繰り返し見ておきましょう．頭蓋内疾患だけが意識障害の原因とは限らないことが注意点でした．また，一定のアプローチをもつことは重要ですが，検査前確率を意識した鑑別も大切でした．担当患者に意識障害が起こるとしたら，何が原因の可能性があるか，考えてみてください．

> **❸意識障害の原因が頭蓋内疾患らしいバイタルサインとは？**
> 　血圧が高く，瞳孔の左右差を認める場合には頭蓋内疾患らしい，これが一般的です．たとえ麻痺や構音障害を認めた場合でも，血圧が普段と変わらない，もしくは低い場合には脳梗塞や脳出血などではないかもしれないと考えられるようになりましょう．その際に鑑別すべきは，低血糖，大動脈解離，痙攣，外傷などです．血糖値の確認は頭部CT前に必ず行うようにしましょう．

> **❹意識障害患者，まず初めに行う検査は何ですか？**
> 　前問のとおり，頭部CTではありません．まずは血糖値を確認しましょう．理由は…もうくどいですね．

3　意識消失

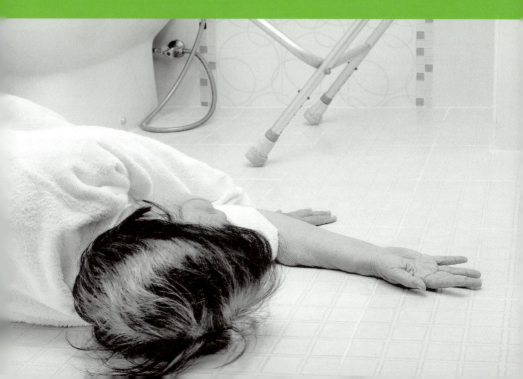

Part2では意識障害について学びました．意識障害の客観的評価，担当医に連絡する前に観察，確認すべきことは理解できたでしょうか？　Part3では意識消失について学びましょう．意識障害と意識消失，これは似て非なるものです．また，意識消失と失神，痙攣，一過性意識消失など，さまざまな言葉がありますが，これらが意味することをきちんと理解しておくことが大切です．定義を正確に把握していなければ，相手に伝えたい内容は正確には伝わりません．

　Part3では以下の質問に答えられるようになりましょう（**答えは71頁**）．

①**意識障害と意識消失，違いを説明できますか？**
②**怖い失神の原因，知っていますか？**
③**その痙攣，止めていいですか？**

　ではよくある症例からスタートです．

症例③

74歳，男性．担当患者のバイタルサインを測定していたところ，「ドン」と音がしたため振り返ると，同室の患者がベッド脇に倒れていた．（図1）呼びかけに対して速やかに反応したが…とるべき行動は？

失神（syncope）

①失神の定義

● 失神の定義をみなさんご存じですか？　英語ではsyncopeと記載しますが，シンコープではありませんよ，シンコピーです．大辞林によると，「失

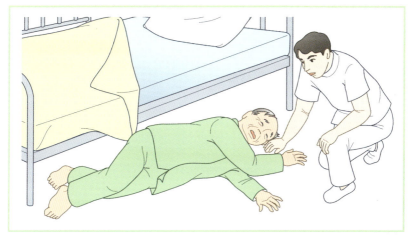

図1　74歳，男性，ベッド脇に倒れていた

表1　失神の定義

- ●**瞬間的**な意識消失発作
- ●姿勢保持筋緊張の消失
- ●発作後意識はほぼ**正常**

これら3つをすべて満たせば失神と判断

神とは意識を失うこと」とありますが，医学的にはこれでは不十分です．失神には満たすべき条件が3つあります．**①瞬間的な意識消失発作，②姿勢保持筋緊張の消失，③発作後意識はほぼ正常，**まずはこれを頭に入れましょう．これら3つをすべて満たすものを失神と判断します（表1）．簡単にいうならば，突然気を失うものの，数秒から数分以内に元通りの状態に戻ることを失神と呼びます．そしてそれが脳血流の低下によるものなのです．突然気を失うため，防御の姿勢がとれず，頭部や下顎を強く地面に打ちつけ外傷を伴うことも少なくありません．また，失神が運転中に起これば交通事故として搬送されます．定義を正しく理解すれば，失神が恐ろしい結果を招く可能性があることは容易に想像がつくと思います．「外傷患者の背景に失神あり」と覚えておくとよいでしょう．

図2 外傷患者の背景に失神あり

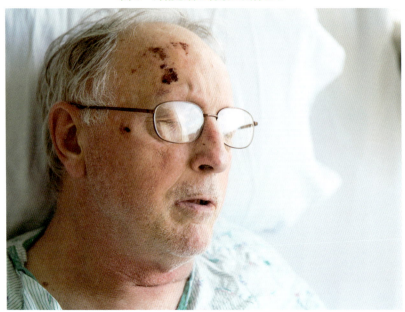

図2のような患者が来院したら，なぜ転倒したのか，なぜぶつけたのか，なぜ事故を起こしたのかをきちんと確認しましょう．外傷は失神の結果にすぎないかもしれませんから．

②失神の分類

●失神は年齢とともに増加し，70歳以上では高頻度に認められます．高齢者の失神症例は救急外来でも非常に多く，入院患者の多くは高齢者であることから院内でも十分に発症しえるわけです．失神の3条件を満たし，意識消失を起こした患者の病態を失神と判断したら，その次に行うべきことは何でしょうか？ 失神したことによって外傷を伴うこともあることから，外傷検索も重要ですが，失神の分類（**表2**）のうちどれに該当するのかを判断することが大切です．失神は大きく3つに分類されます．この中で頻度が高いのは反射性失神ですが，見逃してはいけない

表2 失神の分類

分類		鑑別疾患
心血管性失神	不整脈	徐脈/頻脈性不整脈, 薬剤性不整脈
	器質的心疾患	大動脈弁狭窄症, 閉塞性肥大型心筋症, 大動脈解離, 肺血栓塞栓症など
起立性低血圧	一次性自律神経障害	自律神経障害, パーキンソン病など
	二次性自律神経障害	糖尿病, 尿毒症, アルコール性など
	薬剤性起立性低血圧	アルコール, 降圧薬, 利尿薬など
	循環血液量低下	出血, 下痢, 嘔吐など
反射性失神	血管迷走神経反射	精神的ストレス(恐怖, 疼痛など)
	状況失神	排尿, 排便, 咳嗽, 食後
	頸動脈洞症候群	ひげ剃り, きつめの襟元など

(Moya A, Sutton R, Ammirati F et al：Guidelines for the diagnosis and management of syncope (version 2009). Eur Heart J 30：2631-2671, 2009 より改変)

表3 心血管性失神：HEARTS

H	Heart attack (AMI)	急性心筋梗塞
E	Embolism (Pulmonary thromboEmbolism)	肺血栓塞栓症
A	Aortic dissection/Aortic stenosis	大動脈解離/大動脈弁狭窄症
R	Rhythm disturbance	不整脈
T	Tachycardia (VT)	心室頻拍
S	Subarachnoid hemorrhage	クモ膜下出血

のはなんといっても心血管性失神です．また，薬剤に伴う薬剤性起立性低血圧，出血や脱水による循環血液量低下に伴う起立性低血圧も迅速な対応が必要となります．これらは反射性失神の予後は良好なのに対して，初診時に見逃してしまうと予後不良となります[1]．ベッドサイドでは，これらを見逃さないようにポイントを絞り情報を集めます．

● 心血管性失神は，具体的に表3のような疾患を思い浮かべながら対応しましょう．これらの疾患を考えながら対応しなければ決して疑うことはできません．大動脈解離やクモ膜下出血を疑っていれば，発症時の痛みの有無を確認したくなります．大動脈弁狭窄症を疑っていれば，聴診し右の鎖骨周囲を最強点とする駆出性の収縮期雑音の有無を確認したくな

図3 下肢の腫脹（深部静脈血栓） 写真の左足に血栓が存在します

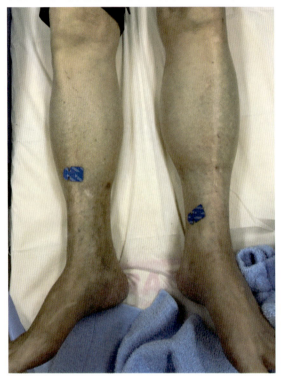

るでしょう．また，肺血栓塞栓症を疑っていれば，呼吸数の上昇，酸素化の低下，頻脈などのバイタルサインに加え，深部静脈血栓の有無を確認するため，下肢の腫脹（図3）や疼痛を確認したくなるのです．疑わなければ診断できません，失神と判断したらまず心血管性失神の可能性を考え，病歴，バイタルサイン，身体所見を確認しましょう．心血管性失神らしい病歴は後述します．

- 失神の分類のうち心血管性失神が最も危険で見逃してはいけないことはわかったと思いますが，失神患者のうちどの程度存在するものなのでしょうか？ 疫学的な知識をもっておくことは大切で，シマウマ探しは迅速な対応の妨げとなります．まずは"common is common"の原則に則り，頻度の高いものをきちんとおさえる必要があります．わが国の

表4　ERでの失神の原因

診断名	頻度
心血管疾患	10.4%
不整脈	7.4%
徐脈性不整脈	2.6%
頻脈性不整脈	4.8%
急性心筋梗塞	1.7%
大動脈弁狭窄症	1.3%
脳血管障害	0.8%
反射性失神	29.0%
肺血栓塞栓症	0.6%
消化管出血	2.4%
原因不明の失神	29.6%

(Suzuki M, Hori S, Nakamura I et al：Long-term survival of Japanese patients transported to an Emergency Department because of syncope. Ann Emerg Med 44：215-221，2004より引用)

　救急外来における失神の原因の内訳は**表4**[2]のとおりで，心血管性失神の頻度は10%以上に認められます．これ以外に外傷を理由に受診した患者の原因が失神の可能性もあります．予想以上に危険な失神に出会う頻度は高いという意識をもっておいたほうがよいでしょう．救急外来でなく院内であっても，頻度は大きくは変わらないでしょう．むしろ入院患者は高齢者が多いため，心血管性失神や薬剤に伴う起立性低血圧の頻度は多いことが予想されます．そのため，院内における意識消失患者では，失神，特に心血管性失神の可能性をまず考え対応するべきなのです．

③失神の原因

● ちなみに，「失神の原因は？」という質問に対して，「一過性脳虚血発作（transient ischemic attack：TIA）！」という答えを時に耳にしますが，これは原則ありえません．TIAは，脳梗塞の前段階と考えてもらえればよいですが，もしも脳に梗塞が一時的にでも起こったら，意識を失うだけではすまされないのです．一般的にTIAで失神が起こるためには，両側の大脳半球が同時に虚血に陥るか，もしくは椎骨・脳底動脈領域の

図4　失神のアプローチ

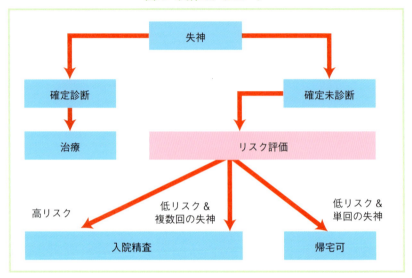

(Moya A, Sutton R, Ammirati F et al：Guidelines for the diagnosis and management of syncope（version 2009）．Eur Heart J 30：2631-2671, 2009 より改変)

梗塞が起こり，それが瞬時に再開通することが必要となりますが，前者が起こることは極めて稀（同時に太い血管が詰まることは珍しい）であり，後者であれば後方循環系の異常，すなわち，めまいや視覚障害などの随伴症状が出るはずです．そのため，失神患者において TIA はまず考えるべき病態ではないのです．意識障害を認める場合には頭蓋内疾患の可能性が高くなると思いますが，失神ではむしろ頭蓋外疾患の可能性が高くなるわけです．しかし，何にでも例外はつきもので，クモ膜下出血は失神を主訴に発症することがあるため要注意です（**表3**）．

● それでは，失神患者にまず行うべき検査は何でしょうか？　それはずばり心電図です．心電図は迅速にかつ非侵襲的に行える検査であり，不整脈など心血管性失神の検出に有用なためです．しかし，ここでも注意が必要です．心電図は必須ですが，初回の心電図で失神の原因を確定できるのは数％にすぎません[3]．それはそうですよね，実際に症状が速やかに改善しているため，不整脈は持続していないことのほうが多いわけです．

心電図モニターを装着し，1日，2日，3日とモニタリングすれば不整脈の検出頻度[4]は当然上がりますが，我々が知りたいのは，今まさに起こった失神の原因です．失神の原因が心電図では同定できない場合にはどうするべきでしょうか？　エコーでしょうか？　胸部X線でしょうか？
- 失神の原因がその場で確定できることのほうが稀なのです．ベッドサイドで行うべきことは，迅速に対応すべき状態の失神，または危険な失神か否かの判断です．不整脈が原因と考えられても，現在認められない，証拠のない不整脈に対して抗不整脈薬は原則投与しません．起こりうるリスクが高い患者を拾い上げ，まずはきちんとモニタリングすることが必要となります．つまり，失神のアプローチにおいて重要なのは，リスク評価なのです（図4）[5]．

④失神のリスク評価

- リスク評価が失神診療におけるKeyとなります．房室ブロックなどの不整脈を認める，吐血や下血/血便を認め，原因が消化管出血に伴う起立性低血圧であるなど，診断が確定的であれば，治療介入を迅速に行う必要がありますが，多くの患者では，すぐに原因はわからないことがほとんどです．その際に危険な失神を拾い上げるために行うべきことは何でしょうか？　特殊な検査ではありません．もちろん，病歴や身体所見から心血管性失神を疑えば，各疾患における必要な検査を行います．大動脈弁狭窄症を疑えば心エコー，肺血栓塞栓症や大動脈解離を疑えば，エコーだけでなく造影CTを行います．
- 危険な失神を見逃さないために行うことは，ずばり詳細な病歴聴取です．危険な失神を拾い上げるためにスコアが存在します．ここでは以下の2つを確認しておきましょう．これらを見るといかに病歴が重要かがわかると思います．
- OESIL risk score（表5）は4項目を評価し，該当項目に応じて12ヵ月以内の死亡率が示されています[6]．例えば心筋梗塞や心不全の既往のある高齢者では，その時点で2点，さらに前駆症状がなければ3点とな

表5 OESIL risk score　危険な失神を見逃すな

各ポイント	死亡率（12ヵ月以内）	
①65歳以上		0ポイントで死亡率0％
②既往歴で心疾患	1ポイント	0.8%
③前駆症状なし	2ポイント	19.6%
④心電図異常あり	3ポイント	34.7%
	4ポイント	57.1%

(Colivicchi F, Ammirati F, Melina D et al：Development and prospective validation of a risk stratification system for patients with syncope in the emergency department：the OESIL risk score. Eur Heart J 24(9)：811-819, 2003より引用)

り死亡率は高くなります．そして重要な検査である心電図の異常所見の有無も含まれていますね．心電図異常が見られる頻度は決して高くありませんが，リスクと心電図異常は相関するため，必ず確認しましょう．
- EGSYS score（表6）は，失神の中でも特に心血管性失神のリスクを評価するスコアです[7]．点数をつけることも重要ですが，確認すべき項目を覚えてしまいましょう．OESIL risk scoreと同様に心疾患の既往や心電図異常はポイントが高く設定されています．また前駆症状では，ないことも心血管性らしいですが，動悸が先行する場合にも心血管性失神らしくなります．また，仰臥位，すなわち寝ている状態での失神は心血管性失神らしい所見です．発症時の姿勢も必ず確認しましょう．それに対して，長時間の立位，恐怖や痛みなどの環境因子が存在し，嘔気・嘔吐などの前駆症状を認める場合には，心血管性失神よりも反射性失神らしいと判断します．
- 病歴が重要であることはわかったと思いますが，しばしば病歴聴取が困難なことがあります．入院中の意識消失患者は高齢者が多く，認知症などの基礎疾患によって病歴を正確に把握することが難しいことは少なくありません．また，外傷を伴い，脳震盪様症状で健忘を認める場合もあります．その際に助けとなるのが目撃者の情報です．気を失う瞬間や前後の状況から，ある程度，失神の原因は同定可能です．頭痛や胸痛を訴えたあとに卒倒した，ベッドから立ち上がろうとして転倒した，段差に

表6 EGSYS score　病歴から心血管性失神を疑え

動悸が先行する失神	4点
心疾患の既往 and/or 心電図異常指摘	3点
労作中の失神	3点
仰臥位での失神	2点
増悪因子・環境因子[*1]	-1点
自律神経系の前駆症状[*2]	-1点

3点以上で感度95%

*1：温感，混雑した場所，長期間の立位，恐怖や疼痛，感情
*2：嘔気，嘔吐

(Del Rosso A, Ungar A, Maggi R et al：Clinical predictors of cardiac syncope at initial evaluation in patients referred urgently to a general hospital：the EGSYS score．Heart 94：1620-1626，2008 より引用)

表7　目撃者への確認事項

①発症様式	⑤外傷の有無
②現在の意識状態	⑥痙攣の有無
③意識消失時間	⑦失神後の対応/姿勢など
④前駆症状の有無	

　つまずいて転倒した，このような病歴が目撃者から確認できれば，それぞれ心血管性失神，起立性低血圧，失神ではなく単なる頭部外傷と考えてよいでしょう．院内であれば，同室の患者やお見舞いの家族などから有益な情報が得られることが多いと思います．

● 目撃者への確認事項も整理しておきましょう（表7）．特にどのようにして発症したのか，前駆症状の有無に関しては，前述のとおり失神を分類するうえで非常に大切です．また，痙攣の有無も重要です．痙攣も意識消失の原因であるばかりでなく，失神後に痙攣を認めることもあるのです（後述）．

医師を呼ぶ前にすべきこと

それでは，改めて症例①について考えていきましょう．

症例③

74歳，男性．担当患者のバイタルサインを測定していたところ，「ドン」と音がしたため振り返ると，同室の患者がベッド脇に倒れていた．呼びかけに対して速やかに反応したが…とるべき行動は？

- 「○○先生，△△さんが転倒し頭部を打撲しました．軽度の腫れはありますがバイタルサインは問題ありません．経過観察でいいでしょうか？」．このように担当医に報告していませんか？ どうしても，ぶつけた部位，すなわち外傷の程度を気にしがちですが，それと同時に重要な点がありましたね．「なぜ転倒したのか」です．意識消失など，頭部外傷が何らかの症候の結果ではないかと考えるわけです．呼びかけに速やかに反応し，バイタルサインが安定していると，どうしても受傷部位の程度が問題ない場合には，病状が軽視されがちなのです．ここまで述べてきたとおり，失神であった場合には心血管性失神や，出血に伴う起立性低血圧は必ず除外する必要があります．そのため，担当医に報告する情報として，リスク評価を行い，心血管性失神の可能性がどの程度あるのか，また出血を示唆するようなバイタルサインの変化や下血／血便の有無などが伝えられると有用な情報となります．また，原因がはっきりしない場合には，心電図検査を行い，入院時や以前のものと比較しておくとよいでしょう．
- 吐下血，血液を主訴で入院し精査中であれば，頻度として高いのは出血による起立性低血圧であるため，必ずズボン，オムツを下ろし確認しま

表8 痙攣とてんかんの言葉の定義

Convulsion	痙攣	症候名
Seizure	（1回ごとの）痙攣発作	症候名
Epilepsy	てんかん	病名

しょう．吐血があれば明らかですが，下血・血便の場合には直視しなければ判断が遅れてしまうことがありますから．

- 「〇〇先生，△△さんが転倒し頭部打撲を認めました．トイレに行こうとして立ち上がった際に転倒してしまったようです．バイタルサインは普段と変わりなく安定しています．胸痛や動悸などの前駆症状はなかったようです．心電図も行いましたが，入院時のものと比較し新規の変化はありませんでした」．このように伝えると，原因を意識していること，起立性低血圧などを第一に考えているものの，心血管性失神も意識して対応していることが伝わります．

痙攣（seizure）

①痙攣の定義

- 痙攣の定義を知っていますか？ こちらもまた大辞林を調べてみると，「痙攣とは筋肉が不随意に急激な収縮を起こす現象．収縮と弛緩を繰り返す間代性の場合と持続的に収縮する強直性の場合がある」と記載されています．それに対して，「てんかんは，痙攣・意識障害などの発作を繰り返す脳の疾患」です．"痙攣"と"てんかん"は，同義語ではないことを理解してください．簡単にいうと，痙攣とは今まさに起こっている症候を指し，てんかんとは病名です（**表8**）．痙攣したからといって，その原因がてんかんということではありません．痙攣の原因は多岐に渡り，またその原因は脳梗塞や脳出血などの頭蓋内疾患とも限りません．意識障害の原因も頭蓋内疾患だけではありませんでしたね（**Part2 意識障害の表3を参照**）．

②痙攣の原因

- 原因を意識しなければ痙攣患者に対する適切な介入はできません．痙攣の主な原因は，脳梗塞などの脳卒中，頭部外傷であり頭蓋内疾患が原因であることが多いですが，低血糖などの代謝性疾患，アルコールや薬剤の離脱が原因であることもあるのです．また，脳血流が低下し，それが速やかに回復しない場合にも痙攣を認めることがあります．簡単にいえば，失神を認める機序で痙攣に至ることもあるということです．この病態は必ず覚えておきましょう（syncopal（epileptic）seizure，convulsive syncope と呼ばれ，失神てんかん発作，痙攣性失神と呼ばれます）．
- ベッドサイドで痙攣を目撃したら，まず**人を集めましょう！** 心停止の際と同様に，痙攣患者の場合にもやることがたくさんあるため，一人で対応することは困難です．患者の安全や誤嚥を防止するために姿勢をとる人，点滴をとる人，薬剤の準備をする人など，少なくとも数人の人員の確保は必須です．

③痙攣への対応

- 痙攣を認める患者を見たら，すぐに止めることを考えますが，原因によって対応が異なります．脳卒中やてんかんによって起こっている痙攣に関しては抗痙攣薬を使って速やかに痙攣を止めることを心がけます．それに対して，脳血流が低下することによって引き起こされる痙攣に対しては，痙攣が止まるためには脳血流の回復が必須であるため，下肢を挙上する，生理食塩水や乳酸リンゲル液などの細胞外液を投与するなどの対応が必要となります．抗痙攣薬を使用すれば，さらに血圧は低下し，改善するばかりか悪化してしまいます．
- それでは，ベッドサイドですぐに止めてよい痙攣か否かを見極めるためにはどうしたらよいでしょうか？ シンプルに考えましょう．失神は脳血流が低下し起こるため，血圧は当然低くなるわけです．それに対して

図5 血圧の目安

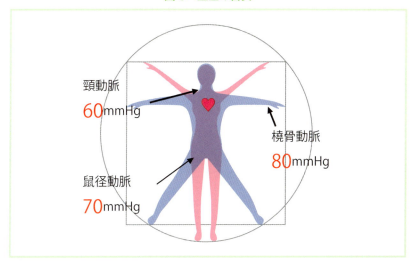

頭蓋内疾患に伴う痙攣は一般的に血圧が高くなります．つまり，血圧が高い痙攣患者は速やかに止めることを考え，血圧が低い患者はまずは血圧を上昇させるために前述したとおりの然るべき対応をとりましょう．

- もう1点，止めていい痙攣か否かを判断するために診るべきポイントがあります．それが痙攣の始まり方です．脳卒中などの頭蓋内疾患が原因であった場合には，病巣が左右のどちらか一方であるため，痙攣も左右の手足のどちらかから始まります．その後，全般化といって全身性の痙攣を認めることはありますが，始まりは1肢なのです．それに対して，失神など，脳血流が低下することによって引き起こされた痙攣は両側性に起こります．つまり，左か右から始まったら頭らしい，両側からほぼ同時に始まったら頭以外を考えるのです．**①血圧，②痙攣の始まり方**の2点に注目です．

- 血圧の把握はどのように行いますか？ もちろん血圧を測定すればよいのですが，脳血流が低下しているか否かを瞬時に判断するためには，脈を触れればOKです．ここで触診の脈拍と血圧の大まかな目安を再度確認しておきましょう．心臓からの距離が近い順に，頸動脈，鼠径動脈，

橈骨動脈の3つをメルクマールに大まかな収縮期血圧を把握しましょう．それぞれしっかり触れれば，60，70，80mmHgの収縮期血圧があると判断します（図5）．痙攣患者では，橈骨動脈が十分に触れていない限り，抗痙攣薬を使用しないほうがよいでしょう．

④抗痙攣薬の使用

- 血圧が保たれ，痙攣を止めるべきと判断した場合には，抗痙攣薬は何を使用するべきでしょうか？抗痙攣薬には，ジアゼパム（セルシン®），フェニトイン（アレビアチン®），ホスフェニトイン（ホストイン®），ミダゾラム（ドルミカム®），プロポフォール（プロポフォール®），レベチラセタム（イーケプラ®）などがありますが，目の前の痙攣を止めることができる抗痙攣薬はジアゼパムのみです．そのため，まずみなさんが理解しておくべき薬剤がジアゼパムであり，使用方法を頭に入れておく必要があります．

- ジアゼパムを使用する際の注意点が2つあります．1つ目は，使用する際には希釈して使用してはいけません．生理食塩水やブドウ糖で混濁するため，アンプル（1A=10mg/2mL）から吸ったらそのまま静注しましょう．2つ目は投与量です．一般的に10mgを静注するという記載が多いですが，高齢者など体格が小さい患者の場合には10mgの使用では呼吸抑制が顕著に認められることが多く，半量（5mg）で鎮痙が得られることが多いため，まずは5mg静注し，鎮痙が得られない場合には追加投与することをお勧めします．体型を意識して投与量を決定するようにしましょう．

- 看護師のみなさんの場合には，実際に静注することよりも製剤を準備する機会が多いでしょう．いつ何時担当患者が痙攣するかわからないため，ジアゼパムの置き場所を把握し，1アンプル（10mg）をすぐに使用できるように準備しておけば完璧です．

医師を呼ぶ前にすべきこと

それでは，症例を考えていきましょう．

> ### 症例④
> 81歳，男性．脳出血後の患者．リハビリ目的に入院となり経過は良好であった．バイタルサインを測定していたところ痙攣が始まった．
> とるべき行動は？

①人を集め，バイタルサインを確認する

- まず，痙攣を認識したら人を集めましょう．それと同時にバイタルサインの確認です．特に血圧が保たれているか否かを橈骨動脈を触知し確認しましょう．触知が十分であれば，実際に血圧を測定し普段と比較しましょう．また，痙攣の始まり方にも注目でしたね．どこからどのように始まった痙攣なのか，左右差はあるか？ この点に注目し担当医へ報告です．

②医師に報告する

- 「○○先生，△△さんが左上肢から始まる強直・間代性の痙攣を認めます．血圧は普段 130/80mmHg 程度ですが，現在は 150/90mmHg です」．これで十分です．痙攣の場合には，とりあえず担当医に伝えることは「先生，△△さんが痙攣してます．すぐ来てください」でもよいと思います．そして担当医が来るまでの間に，どのような痙攣であるのか，始まりの部位や持続時間を確認し，薬剤の準備を指示するとよいでしょう．

> ## 症例⑤
> 77歳，女性．大腿骨頸部骨折術後で，現在は自宅退院に向けてリハビリを行っている方．昼食後しばらくして車椅子からベッドへ移動する際に，全身の脱力症状を認め，その後両上肢の痙攣が始まった．とるべき行動は？

図6　失神に伴う痙攣

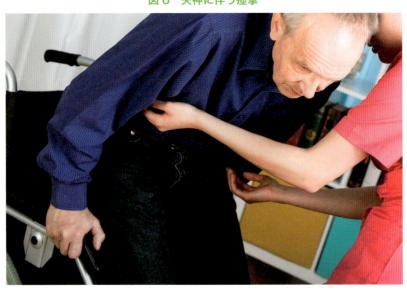

- これは院内で比較的頻度の高い痙攣ではないでしょうか？ 食後1〜2時間後には食後低血圧といって血圧が低下しやすく，その際に座位から立位をとることでさらに血圧が低下します（図6）．さらにさらに，腰痛や術後の痛みを認める場合には，血管迷走神経反射によって血圧に影響を及ぼします．これらの影響によって脳血流が低下し，すぐに臥位にするなどして脳血流が改善しないと痙攣を認めるのです．
- 反射性失神の中で頻度が高いのは状況失神，特に排尿失神です．男性が

図7 失神に伴う痙攣（失神 or 痙攣）

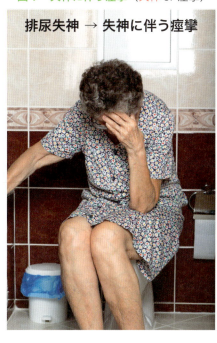

飲酒後に立位で排尿し失神を認めるのが典型的ですが，この場合には倒れ臥位となるため，比較的速やかに意識が戻りますが，座位での排尿や排便で失神を認めた場合には，便座に腰掛けた状態で壁にもたれかかり時間が経過することもあり，なかなか出てこない患者を心配してトイレに行くと図7のような姿勢で発見されることがあります．このような病態を理解していなければ，意識が悪い原因がそもそも反射性失神，syncopal seizure であることを考えもしないでしょう．同様に，入浴し浴槽内で失神を認めた場合にも起こりえます．その場合には浴槽内のお湯に顔がつかり，窒息や誤嚥を伴うことも少なくありません．これらは典型的な病歴であるため，状況から疑いながら裏づけをとっていきましょう．

● 症例⑤では，すぐに病歴や両上肢から始まっていることから syncopal seizure を考え，ベッドに臥位，下肢挙上し，その後バイタルサインを確認し担当医へ連絡すればよいでしょう．血圧も通常よりも低いはずです．

表9 Historical Criteria（失神？ 痙攣？）

感度94%　　特異度94%

評価項目（≧1点：痙攣，＜1点：失神）	点数
舌咬傷	2点
混迷，異常体位，四肢の痙攣様運動	1点
情動的ストレスを伴う意識消失	1点
発作後昏睡	1点
意識消失中に頭部が片方に引っ張られる	1点
Déjà vu などの前駆症状	1点
失神感	-2点
長時間の座位・立位での意識消失	-2点
発作前の発汗	-2点

（Sheldon R, Rose S, Ritchie D et al：Historical criteria that distinguish syncope from seizures. Am Coll Cardiol 40(1)：142-148, 2002 より引用）

③失神なのか痙攣なのか

● ここまで，Part2 で意識障害，本 Part で失神，痙攣の初期対応を学びました．これらの原因は重複する部分もありますが，各症候においてまず考えるべき疾患は異なります．そのため，まずはこれらのどの病態なのかを判断することが非常に重要なのです．病歴が重要なことは理解できたと思いますが，意識消失の原因が，失神なのか，痙攣なのかを判断するための Historical Criteria（表9）というものがあります．長時間の座位や立位後の場合には失神らしく，舌咬傷（特に舌の先端ではなく舌外側）を認める場合には痙攣らしい所見です．参考にしてください．

コラム⑦　Passive leg raising

「血圧低いから足挙げて」という指示を受けたことのある人は多いのではないでしょうか？　実際にショック患者や起立性低血圧の患者では，足の下に枕を入れるなどして下肢を挙上することがありますが，足を挙げて満足してはいけません．下肢の血流を心臓に戻しやすくする（静脈灌流量を一時的に増やす）ことで，血圧が上昇するかを見るわけですが，これで血圧が上昇するということは，血管内容量が少ないということですよね．つまり，下肢を挙上して終わりではなく，そのような患者に遭遇したら細胞外液（生理食塩水や乳酸リンゲル液）を準備しなければなりません．意識消失患者において，このような所見が認められる場合には，起立性低血圧の要素を考慮し出血源を探すとともに，細胞外液を速やかに投与できるように準備しましょう．

コラム⑧　NCSEとは？

痙攣の典型例は，強直性痙攣や間代性痙攣ですが，運動発作を伴わない非痙攣性てんかん重積 (nonconvulsive status epilepticus：NCSE) という病態もあります[8]．痙攣が起こっているのに目で見て判断は難しいため，意識障害患者で，他に原因がはっきりしない際には疑い，脳波検査を行うという思考回路でよいと思います．

参考文献

1) Soteriades ES, Evans JC, Larson MG et al : Incidence and prognosis of syncope. N Engl J Med 347 : 878-885, 2002
2) Suzuki M, Hori S, Nakamura I et al : Long-term survival of Japanese patients transported to an Emergency Department because of syncope. Ann Emerg Med 44 : 215-221, 2004
3) Martin GJ, Adams SL, Martin HG et al : Prospective evaluation of syncope. Ann Emerg Med 13 : 499-504, 1984
4) Bass EB, Curtiss EI, Arena VC et al : The duration of Holter monitoring in patients with syncope. Is 24 hours enough? Arch Intern Med 150 : 1073-1078, 1990
5) Moya A, Sutton R, Ammirati F et al : Guidelines for the diagnosis and management of syncope (version 2009). Eur Heart J 30 : 2631-2671, 2009
6) Colivicchi F, Ammirati F, Melina D et al : Development and prospective validation of a risk stratification system for patients with syncope in the emergency department : the OESIL risk score. Eur Heart J 24(9) : 811-819, 2003
7) Del Rosso A, Ungar A, Maggi R et al : Clinical predictors of cardiac syncope at initial evaluation in patients referred urgently to a general hospital : the EGSYS score. Heart 94 : 1620-1626, 2008
8) 兼本浩祐 他 編：臨床てんかん学．医学書院, pp165-175, 2015

理解度チェック

❶意識障害と意識消失，違いを説明できますか？

意識障害は，普段の意識状態と比較し，異なる場合には意識障害と判断すればOKです．意識状態が2/JCSやE4V4M6/GCSであっても，普段と同様であれば，それは意識障害ではなく意識消失として，本項で述べた手順で考えればよいでしょう．

❷怖い失神の原因，知っていますか？

失神は3つに分類されました．そのうち予後に直結するのはなんといっても心血管性失神です．HEARTS（表3）に含まれる疾患を常に意識しながら，病歴，身体所見をとり，バイタルサインを解釈しましょう．

❸その痙攣，止めていいですか？

痙攣はすべて抗痙攣薬を使用し止めてよいわけではありません．消化管出血に伴う起立性低血圧など，脳血流低下に伴う失神が原因で痙攣している場合には禁忌です．脳血流が回復すれば痙攣は自然と止まります．

4　アナフィラキシー

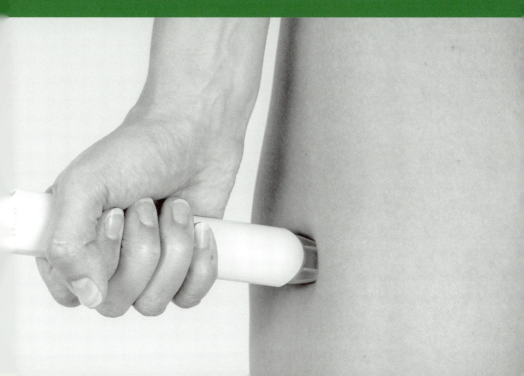

Part3では意識消失について学びました．意識障害と意識消失の違い，失神と痙攣の見分け方，それぞれの初期対応はばっちりですね．Part4ではアナフィラキシーについて学びましょう．抗菌薬，造影剤，輸血など経静脈的な投与を行う際に，看護師のみなさんが立ち会う場面も多いと思います．その際に患者が何らかの症状を訴えた際に適切な対応がとれますか？　また，経静脈投与ではなく食事や経口薬などにおいてもアナフィラキシーは起こりえます．誰にでも常に起こる可能性のある反応であるため，初期対応を適切に理解しておく必要があります．どのような症状が危険なのか，医師を呼ぶタイミングはいつなのか，医師が来るまでにどのような対応が必要なのかを中心に学んでいきましょう．

　Part4では以下の質問に答えられるようになりましょう（**答えは91頁**）．

①蕁麻疹とアナフィラキシー，違いを説明できますか？
②アナフィラキシー，正しく対応できますか？
③アドレナリン，正しく使用できますか？

　ではよくある症例からスタートです．

症例⑥

65歳，女性．脳梗塞で入院中の患者．38℃の発熱を認め，急性腎盂腎炎の診断で抗菌薬の指示が出た．投与を開始したところ，体幹部を中心に皮疹，痒みを認めた（図1）．
とるべき行動は？

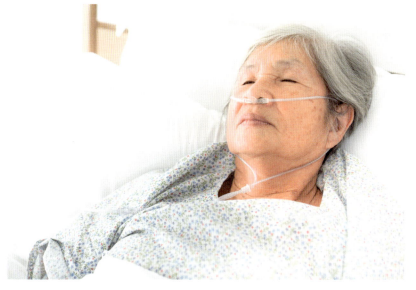

図1 65歳，女性，脳梗塞で入院中

- アナフィラキシーはIgEを介したⅠ型アレルギー反応で，肥満細胞や好塩基球から放出されたヒスタミン，ロイコトリエンなどのケミカルメディエーターによる急激な全身反応と定義されます．
- 造影剤はアナフィラキシーの原因として遭遇する機会が少なくありませんが，実は造影剤はIgEを介さずに直接補体の活性化，肥満細胞，好塩基球を刺激し，ケミカルメディエーターの放出が起こるとされています．このような反応をアナフィラキシー様反応（anaphylactoid reaction）と呼びます．

アナフィラキシーとは？

- 広義にはIgEを介したⅠ型アレルギー反応，IgEを介さないアナフィラキシー様反応の両方を含めてアナフィラキシーと呼びます．対応は変わらないため，初療では特に区別する必要はありません．

図2 一歩踏み込み，どのような症状が出たのか聞く癖をもとう

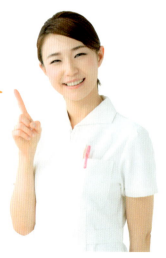

具体的に
どのような症状を
認められたのですか？

アナフィラキシーのよくある原因

- アナフィラキシーの原因は多岐にわたりますが，院内で発症した場合には，抗菌薬などの薬剤，輸血，造影剤などの頻度が高いでしょう．もちろん食事によることもありますが，事前にきちんとアレルギー情報を入手しておけば多くは防げます．
- アレルギーの聴取について一つ注意点を述べておきます．患者に対して「何か薬や食べ物でアレルギーはありますか？」と聞いて，「○○にアレルギーがあります」という返答をそのまま鵜呑みにしてはいけません．例えば，「ペニシリンアレルギーがあります」と言われたらペニシリンは使用してはいけないのでしょうか？ 抗菌薬にアレルギーがあるとその後の抗菌薬の選択肢が一気に狭まります．もう一歩踏み込み，「どのような症状が出たのですか？」と聞く癖をもちましょう（図2）．アナフィラキシー症状が認められた場合には使用を控えますが，「下痢を認めた」，「気分が悪くなった」という症状をアレルギーと思っている患者は少な

表1 アナフィラキシーの診断基準

以下の3つの基準のうち1つを満たした場合に可能性が高い
1. 皮膚・粘膜症状，または両方の症状が急に出現し，少なくとも下記の1つ以上の症状が続く
a. 呼吸障害（呼吸困難，喘息，ピークフロー低下，低酸素）
b. 血圧低下または虚脱，失神，失禁などを伴う
2. アレルゲンと思われる物質に曝露後，急激に以下の2つ以上の症状を伴う
a. 皮膚・粘膜症状
b. 呼吸障害
c. 血圧低下または虚脱，失神，失禁など
d. 持続する消化器症状（腹痛，嘔吐）
3. 確定しているアレルゲン物質に曝露後，数分から2～3時間後に血圧低下
a. 乳児および小児：収縮期血圧の低値または30%以下の低下
b. 成人：収縮期血圧90mmHg以下または日常値の30%以下の低下

(Sampson HA, Munoz-Furlong A, Cambell RL et al：Second symposium on the definition and management of anaphylaxis：summary report-Second National Institute of Allergy and Infectious Disease/Food Allergy and Anaphylaxis Network symposium. J Allergy Clin Immunol 117：391-397, 2006 より引用)

表2 アナフィラキシーの症状と頻度

皮膚症状		90%
	蕁麻疹，血管運動性浮腫	85～90%
	顔面紅潮	45～55%
	発疹のない痒み	2～5%
呼吸器症状		40～60%
	呼吸困難，喘鳴	45～50%
	喉頭浮腫	50～60%
	鼻炎	12～20%
めまい，失神，血圧低下		30～50%
腹部症状	嘔気，下痢，腹痛	25～30%
その他	頭痛	5～8%
	胸痛	4～6%
	てんかん	1～2%

(Joint Task Force on Practice Parameters：The diagnosis and management of anaphylaxis：an updated practice parameter. J Allergy Clin Immunol 115(3 Suppl 2)：S483-523, 2005 より引用)

表3　ショックインデックス（Shock Index）

Shock Index	推定出血量	喪失量
1	約1.0L	23%〜
1.5	約1.5L	33%〜
2	約2.0L	43%〜

くありません．これらの多くはアレルギー反応ではなく，薬の正常の作用，またはその際罹患していた疾患による症状であることがほとんどです．"実際に生じた症状をきちんと確認し，アレルギーか否かを見極めること"，これを徹底しましょう．

> **Point!** アレルギーの聴取は適切に！どのような症状が出現したのかを,きちんと確認すること！

アナフィラキシーの診断基準

- 診断基準は**表1**のとおりです．また，アナフィラキシーの症状と頻度は**表2**のとおりです．蕁麻疹に代表される皮膚所見は有名だと思いますが，必ずしも全員に認められるわけではないこと，消化器症状を忘れないことがポイントでしょう．皮膚所見を認めない場合でも，呼吸，循環，消化管のいずれか2つの症状を急性に認める場合にはアナフィラキシーを考慮する必要があるのです．
- 診断基準，症状や頻度から意識しておくべきことをここでまとめておきましょう．アナフィラキシーは「アナフィラキシーかもしれない」と考えることができたらやることはある程度一直線です．つまり，現場で"疑うこと"が極めて大切です．疑ったら，重症度や対応に影響するため，以下の4点は特に意識しておくとよいでしょう．

①急性の皮膚所見を診たら，呼吸状態，循環動態，消化器症状を必ず確認する．

②呼吸状態は喘鳴（wheezes）の有無だけでなく，飲み込みづらさや喉の違和感（喉頭浮腫を示唆）の有無も確認する．
③循環動態の評価では，血圧は必ず普段と比較すること，脈拍とセットで評価（**表3　ショックインデックス***）すること，意識消失の有無を確認することを忘れない．
④消化器症状（嘔気・嘔吐，腹痛，下痢）の確認を忘れずに行う．

＊ショックインデックス（Shock Index：SI）：脈拍／収縮期血圧で定義されます（正常値＝ 0.54 ± 0.07）．表3のように，推定出血量や喪失量の一つの目安として使用されます．血圧が下がる前に気づくことが大切です．

アナフィラキシーを疑ったら

- アナフィラキシーを疑ったら，重症度を速やかに評価しましょう．膨疹を認めるのみで，その他の所見を一切認めずバイタルサインが安定している患者であれば落ち着いて対応する余裕はありますが，ショックバイタルや気道狭窄を認める場合には一刻を争います．
- まず行うべきことは，原因の除去です．抗菌薬や造影剤，輸血の投与開始後にアナフィラキシーを疑わせる症状が出現した場合には，速やかに経静脈投与を中止し，ルート内の薬液を可能な限り回収しましょう．
- アナフィラキシーの根本的な治療薬は**アドレナリン**しかありません．アドレナリンが必要な症例を適切に抽出し，適切なタイミングで使用することが重要となります．

> **Point!** アナフィラキシーの Key Drug はアドレナリン！

- アナフィラキシーを疑ったら全例にアドレナリンを投与するわけではありません．アドレナリンを使用する機会は限られ，心停止患者など超重症患者のイメージが強く，会話可能なアナフィラキシー患者に使用するのは抵抗があるかもしれません．しかし，使用しなければあっという間

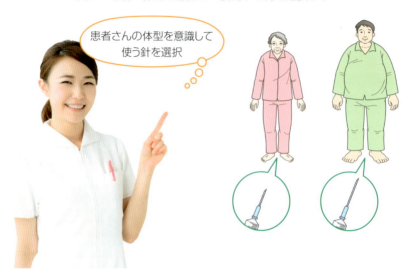

図3 患者の体型を意識して使用する針を選択する

に状態が悪化しかねないのがアナフィラキシーです．適切なタイミングで使用することが極めて大切なのです．

●アドレナリンの投与のタイミングは，皮膚所見や抗原曝露に加えて，A（Airway：喉頭浮腫），B（Breathing：喘鳴），C（Circulation：ショック，失神），D（Diarrhea：消化器症状）のいずれかを認める場合には速やかに使用します．皮膚症状に加え喘鳴を伴う患者，皮膚症状に加え嘔吐を認める患者ではアドレナリンを使用するわけです．「ショックではないから使用しない」は間違いです．使うべき患者に使用しなければショックに陥ります．

> **Point!** （全身性蕁麻疹 or 抗原曝露）＋（ABCD いずれかの所見）を認めたらアドレナリンの投与を！

図4 大腿外側広筋に筋注する

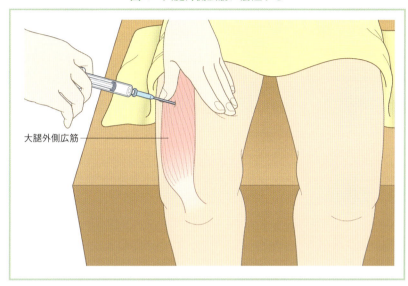

大腿外側広筋

アドレナリンの適正使用

- アドレナリンを使用する患者は前述のとおりとして，どのように使用するべきでしょうか？「どこに」，「どれだけ」使用するか即答できますか？

①投与経路

- 投与経路は**筋注**です．皮下注でも静注でもありません．筋注です．筋注すると10分以内にアドレナリンは最高血中濃度に達しますが，皮下注では倍以上の時間がかかります（アドレナリンが最高血中濃度に達するまでの時間は，筋注で8±2分，皮下注は34±14分かかります）．つまり皮下注ではすぐには効かないのです．注意点は，痩せている高齢者では短い針でも筋肉内に達するかもしれませんが，肉付きのいい患者の場合には，針が短いと筋注のつもりが皮下注になりかねません．患者の体型を意識して使用する針を選択しましょう（**図3**）．静注もダメです．ショックに陥っていて筋注でも改善が認められないなど重症の場合には

表4 アドレナリンの適正使用　最重要ポイント

①必要と判断したら速攻で！
②投与量は 0.3 〜 0.5mg！（小児では 0.01mg/kg）
③大腿外側広筋　または　臀部に筋注

静注することもありますが，現状筋注が第一選択経路です．静注すると頻脈，血圧上昇が急激に認められ，不整脈などさらなる状態の悪化を招きかねません．

②投与部位

- 筋注する場所は**大腿外側広筋**です．大臀筋でも悪くはありませんが，大腿外側広筋のほうが確実に筋注できるためお勧めです．大きな筋肉に確実に筋注しましょう．肩ではありません（**図4**）．

③投与量

- 投与量は成人では通常 0.3 〜 0.5mg です．小児では 0.01mg/kg です．製剤名が頭に入っていても投与量を正確に把握していなければ使用できません．アドレナリンは Key Drug でありきちんと用量まで覚えておきましょう（**表4**）．

> **Point!** アドレナリンは，大腿外側広筋に 0.3mg 筋注！

アナフィラキシーショック

- アナフィラキシーショックはショックの4分類（**表5**）では血液分布異常性ショックに分類されます．ショックの症状である 5P（**表6**），血圧低下（成人では収縮期血圧が 90mmHg 未満，もしくは普段と比較し 30% 以上の低下）を満たす場合にショックと考えます．ショックであ

表5 ショックの4分類

ショックの分類	代表的な病態・疾患
循環血液量減少性ショック Hypovolemic shock	出血，脱水
血液分布異常性ショック Distributive shock	敗血症，アナフィラキシー，神経原性ショック など
心原性ショック Cardiogenic shock	心筋梗塞，不整脈 など
閉塞性ショック Obstructive shock	肺血栓塞栓症，緊張性気胸，心タンポナーデ

表6 ショックの症状：5P

Pallor	蒼白
Perspiration	冷や汗
Prostration	虚脱
Pulselessness	微弱な頻脈
Pulmonary deficiency	呼吸促迫

ればもちろんアドレナリンは使用しますが，そうでなくても使用するのは前述のとおりです．

 アナフィラキシーショックは血液分布異常性ショック！

①ショックの分類

- ショックはどのように分類するべきか知っていますか？ 出血性ショック，敗血症性ショック，神経原性ショック，今回取り上げたアナフィラキシーショックなど，ショックと名の付くものは多数ありますが，病態ごとに分類して頭に入れておく必要があります．
- ショックは，**表5**のように①循環血液量減少性ショック（hypovolemic shock），②血液分布異常性ショック（distributive shock），③心原性ショック（cardiogenic shock），④閉塞性ショック（obstructive shock）の4つに分類されます．3つでも5つでもありません．4つです．

これらの分類は病態ごとに分類されており，ショック患者の初療を行う際に非常に重要です．詳細は他書[3]に譲りますが，ショックの鑑別に重要な以下の2点はおさえておきましょう．

②ショックの鑑別

- 病歴：吐血や下血／血便のエピソードがあるショックであれば消化管出血に伴う循環血液量減少性ショック，心筋梗塞など心臓が原因のショックであれば心原性ショック，気胸や心タンポナーデを伴うショックであれば閉塞性ショック，症例⑥のようにアレルゲンと思われる物質に曝露後にショックとなれば血液分布異常性ショック（アナフィラキシーショック），肺炎や腎盂腎炎など感染症によってショックとなっている場合も血液分布異常性ショック（敗血症性ショック）です．院内では，消化管出血患者，敗血症患者が多いと思います．
- 頸部所見：頸静脈の怒張の有無によって，大きく2つに分類可能です．血管内容量が不足しているショックは，循環血液量減少性ショック，血液分布異常性ショックの2つです．そのため頸静脈の怒張は見られません．それに対して心原性ショック，閉塞性ショックは心臓から血液が駆出されづらい状況となるため頸静脈の怒張が認められます．臥位で頸静脈が怒張している場合には，これら2つを念頭に対応しましょう．逆に明らかな怒張が見られなければ，細胞外液の投与を躊躇してはいけません．
- その他，鑑別に有用なベッドサイドで可能な検査がエコーです．聴診器を扱うようにエコーを使用することができれば，鑑別にかなり役立ちます．心臓の大まかな動き，下大静脈径，腹腔内出血の有無，気胸の有無，深部静脈血栓の有無など，評価できることが**エコー**にはたくさんあるのです．

アドレナリン以外に大切なこと

- アナフィラキシー患者へ対応する際に，アドレナリン以外にも大切なこ

とがあります．それが細胞外液（生理食塩水や乳酸リンゲル液）の十分な投与です．アナフィラキシーショックは，血液分布異常性ショックであり，末梢血管抵抗が低下しているためアドレナリンは有用ですが，血管内容量も不足しているため，十分な輸液が必要というわけです．20ゲージ以上の針でルートを確保し（ショックであれば2ルート），細胞外液の投与を速やかに開始しましょう．

> **Point!** アナフィラキシーショック，
> 十分な細胞外液投与も忘れずに！

- ショックバイタルが故にすぐにカテコラミンを使用するとは限りません．出血性ショックであれば細胞外液や輸血の投与，敗血症性ショックにおいてもまずは十分な細胞外液の投与を行う必要があります．閉塞性ショックでは細胞外液を投与しつつ，閉塞の解除（心嚢穿刺や胸腔ドレーンなど）が必要です．カテコラミンが早期から必要なショックは，心原性ショックそしてアナフィラキシーショックの2つです．これは意識しておくとよいでしょう．
- 体位も大切です．ショックなのだから臥位が当たり前と思うかもしれませんが，喘鳴など呼吸器症状を認めている場合には座位にしがちです．座位ではアドレナリンが体内を循環しづらくなります．効果を最大限活かすためにも，臥位で対応するようにしましょう．アドレナリンを筋注しても血圧が上昇しない場合にはどうするのでしょうか？

①アドレナリンを再度筋注

- アドレナリンを適切に筋注し，細胞外液を十分投与しても血圧が上昇しないなど，症状が改善しない場合にはどうするべきでしょうか？ 他の薬剤を使用するのではなく，再度アドレナリンを0.3mg筋注しましょう．初回の筋注からの目安は5分程度と覚えておくとよいでしょう．2回目のアドレナリン投与が必要になる症例は決して少なくありません．

常に意識しておきましょう．

②グルカゴン静注

- アドレナリンを再度投与しても改善が見られない場合には，グルカゴンを使用します．アドレナリンは，α受容体やβ受容体に作用するため，これらをブロックするような薬剤（βブロッカーなど）を内服している患者では効果が乏しい場合があるのに対して，グルカゴンは異なる機序で作用するため効果が期待できるのです．しかし，グルカゴンは末梢を開く作用があるため，たとえβブロッカーなどアドレナリンの効果が減弱しうる薬を内服している場合でも，まずはアドレナリンの投与を行います．第一選択薬としてグルカゴンを投与すると，血圧はさらに低下してしまうのです．
- グルカゴンの投与方法は，アドレナリンが筋注であったのに対して静注です．投与量は成人では 1～2mg，小児では 0.02～0.03mg/kg です．
- 合言葉を覚えておきましょう．「アドレナリン，アドレナリン，それでもダメならグルカゴン」です．覚えやすいでしょ？！（笑）

> **Point!** アドレナリン，アドレナリン，それでもダメならグルカゴン！

③アドレナリン静注

- 最終手段がアドレナリンの静注です．アナフィラキシーショックの進行が早く筋注では対応できない場合もあります．その場合には，前述したとおりの対応では間に合わないこともあり，その場合に限りアドレナリンを静注します．
- アドレナリンの静注は，筋注の場合と比較し約 10 倍の心血管イベントの発症のリスクがあるといわれており，静注が必要と判断した場合にも慎重に対応する必要があります[4]．具体的には極少量（0.1mg 程度）を静注し反応を見るのが一般的です．看護師のみなさんは，静注をすることもあるが最終手段という理解でよいと思います．

④二峰性反応（二相性反応，遅発性反応）

- 初療で状態が安定したら，その後は安心してよいのでしょうか？ 二峰性反応といって，アナフィラキシー症状が改善した後に，再度アナフィラキシー症状が出現することがあるということを知っておきましょう．
- 頻度は約20%程度で，重症度が高い患者ほど頻度が高くなるといわれています．起こりやすい時間帯は発症後1～8時間程度で，重症の場合には24時間の経過観察は必要と考えておきましょう（最大で発症後72時間後に起こったという報告もあります）[5]．入院患者がアナフィラキシーを認めた場合には，軽症の場合には最低8時間，アドレナリンを使用した患者では1日は症状の推移を確認することを意識しておきましょう．

> **Point!** 二峰性反応も意識した対応を！

- それでは，症例を考えていきましょう．

症例⑥

65歳，女性．脳梗塞で入院中の患者．38℃の発熱を認め，急性腎盂腎炎の診断で抗菌薬の指示が出た．投与を開始したところ，体幹部を中心に皮疹，痒みを認めた．
とるべき行動は？

- このようなことは日常の診療でしばしば遭遇します．そのため，抗菌薬や造影剤，輸血を投与する場合には医師や看護師の立ち会いが必須であることが多いですが，きちんと対応できるでしょうか？「○○先生，△△さんが抗菌薬投与後に体幹部を中心に皮疹が認められます」とアセス

メントなしに連絡していませんか？今回も診るべきポイントを整理して適格な連絡を行いましょう．

- まずはじめに行うことは，抗菌薬投与によって症状が出現しているため，速やかに抗菌薬の投与を中止します．それと同時に，焦る必要があるか否かを判断しましょう．具体的にはアナフィラキシーか否かです．アナフィラキシーの診断基準（**表1**）を思い出してください．アレルゲンと思われる物質に曝露直後に皮疹が認められているため，皮疹以外に呼吸，循環，消化器症状を認める場合にはアナフィラキシーと判断します．
- この患者のバイタルサインは，意識清明，血圧：120/80mmHg，脈拍：120回/分，呼吸：18回/分でした．問題ないでしょうか？ショックインデックス（この場合は120/120=1）は重要でしたね．また，必ずバイタルサインは普段と比較することが重要です．この方は脳梗塞後であり，当日朝の血圧は150/90mmHgでした．明らかに低下していますね．120/80mmHgという血圧を見ると保たれているから問題なしと考えがちですがそんなことはないのです．この時点で循環の異常（血圧低下）があると判断しアナフィラキシーと診断し対応します．
- アナフィラキシーと判断したら，次に行うことはアドレナリンの適応か否かです．適応は覚えているでしょうか（**79頁参照**）．今回の場合には，抗菌薬という明らかな抗原の曝露後に，皮膚症状に加えてC（Circulation）の異常を認めるためアドレナリンの適応となります．この判断を瞬時に行うことができるようになりましょう．みなさんが実際に投与する場面は限られますが，使用することを察知しアドレナリンを準備していれば，駆けつけた医師も速やかに対応することが可能となり，適切な介入ができるでしょう．
- アドレナリンの実際の投与方法を最後に復習しておきましょう．大腿外側広筋に0.3mg，筋注です．覚えましたね．そして細胞外液も忘れずに十分投与します．実際には，人を集めアドレナリンや細胞外液の準備を指示し，次のように担当医へ連絡するとよいでしょう．
- 「○○先生，△△さんが抗菌薬投与後に体幹部を中心に皮疹を認めてい

ます．バイタルサインは普段と比較すると収縮期血圧が30mmHg低下し，ショックインデックスは1程度です．アナフィラキシーと考えられるためすぐに来てください」
- アナフィラキシーはショックに陥ると進行が早く，早期に発見，早期に治療介入することが極めて大切です．常に薬剤などを患者に投与する際には，起こるものとして意識して対応するようにしましょう．

コラム⑨　ヒスタミン中毒とは？

ヒスタミンが大量に貯留した食物（主に魚）を摂取した際に生じる中毒症状です．ヒスタミンによる反応であり，アレルギー反応ではありません．鯖（サバ）や鮪（マグロ），鰹（カツオ）などのサバ科が代表的ですが，サーモンやハマチなどのサバ科以外でも起こします．また鶏肉やハムなども報告されています．鮮度が落ちるとヒスチジンがヒスタミンに変化し認められるため，食べた内容を聞く際には意識するとよいでしょう．「前に食べたときは大丈夫でした」と患者が訴える場合には，アレルギーというよりは鮮度が影響している可能性があるため，意識して聴取するとよいでしょう．入院中の患者ではよほどのことがない限り起こらないでしょう．鮮度はよいはずですからね．

コラム⑩　交差反応

メロンにアレルギーがある場合，バナナは問題なく食べられるでしょうか？　エビにアレルギーがある場合，カニは大丈夫でしょうか？　これらはそれぞれ交差反応といって，特定のアレルゲン以外のものにも反応し，アレルギーを起こすことがあるのです．多くの病院で栄養士などがこれらを意識し，食事を提供していますが，ぜひ自身でも意識して食事のオーダーができるようになってください．

参考文献

1) Sampson HA, Munoz-Furlong A, Cambell RL et al : Second symposium on the definition and management of anaphylaxis : summary report-Second National Institute of Allergy and Infectious Disease/Food Allergy and Anaphylaxis Network symposium. J Allergy Clin Immunol 117 : 391-397, 2006
2) Joint Task Force on Practice Parameters ; American Academy of Allergy, Asthma and Immunology ; American College of Allergy, Asthma and Immunology ; Joint Council of Allergy, Asthma and Immunology. The diagnosis and management of anaphylaxis: an updated practice parameter. J Allergy Clin Immunol 115(3 Suppl 2): S483-523, 2005
3) 坂本壮：救急外来ただいま診断中！. 中外医学社, 2015
4) Campbell RL, Bellolio MF, Knutson BD et al : Epinephrine in anaphylaxis : higher risk of cardiovascular complications and overdose after administration of intravenous bolus epinephrine compared with intramuscular epinephrine. J Allergy Clin Immunol Pract 3(1) : 76-80, 2015
5) Sampson HA, Muñoz-Furlong A, Campbell RL et al : Second symposium on the definition and management of anaphylaxis: summary report--second National Institute of Allergy and Infectious Disease/Food Allergy and Anaphylaxis Network symposium. Ann Emerg Med 47 : 373-380, 2006

理解度チェック

❶蕁麻疹とアナフィラキシー，違いを説明できますか？

アナフィラキシーの診断基準を確認しておきましょう（**表1**）．皮疹を認める場合には，＋αの症状をきちんと評価することがポイントです．

❷アナフィラキシー，正しく対応できますか？

アナフィラキシーと判断したら，投与中の薬剤などがあれば速やかに中止し，アドレナリンの適応があるか否かを評価するのでしたね．そして細胞外液の投与を忘れないことも重要でした．

❸アドレナリン，正しく使用できますか？

アドレナリンは大腿外側広筋に0.3mg筋注です．皮下注ではありません．静注でもありません．筋注です．

5 発熱

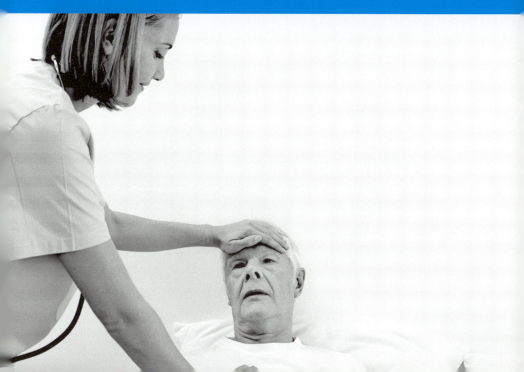

Part4ではアナフィラキシーについて学びました．「アナフィラキシー？」と思った際の対応は理解できたと思います．何より大切なことは，アナフィラキシーを起こさせないことであり，投与前の患者のアレルギー歴の聴取，不必要な抗菌薬や造影剤，輸血の投与を避けることは必須です．

　最後のPartでは"発熱"に関して学びましょう．院内のバイタルサインの異常で最も多く遭遇する異常が発熱ではないでしょうか？【発熱時，解熱剤○○使用】，【発熱時，血液培養提出】などの指示どおりに行動し，アセスメントなく対応してしまった経験はないでしょうか？ また，「この程度なら大丈夫だろう」と判断した患者がその後状態が悪化してしまったという苦い経験はないでしょうか？ 発熱の原因，具体的なアプローチを理解しましょう．

　Part5では以下の質問に答えられるようになりましょう（**答えは118頁**）．

①院内の発熱の原因，いくつ知っていますか？
②敗血症と菌血症，違いを説明できますか？

　それでは本Partもよく出会う症例からスタートです．

症例⑦

84歳，女性．腰椎圧迫骨折で入院中の方．入院後の全身状態は良好で，週明けに退院予定であった．検温のために訪室すると腋窩温で39℃（図1），とるべき行動は？

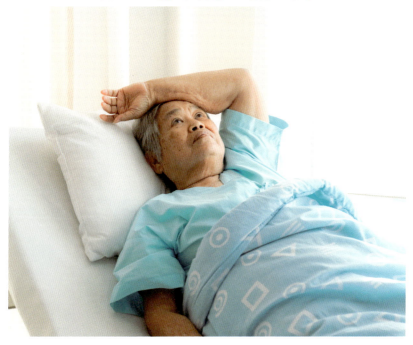

図1　84歳，女性，腰椎圧迫骨折で入院中

院内の発熱の原因は？

- 担当の患者が発熱した場合，みなさんはその原因としていくつ頭に思い浮かべることができるでしょうか？　院内ではなく，例えば救急外来で発熱患者を診る場合には鑑別が多岐に渡り，原因がわからないことも少なくありません．しかし，院内，それも入院して数日経過してからの新規の発熱であれば，その原因は限られます．具体的には表1にあるように感染症として最低5つ（尿路感染症，肺炎，カテーテル関連血流感染症，創部感染，偽膜性腸炎），非感染症として3つ（薬剤熱，偽痛風，血栓）はその場で鑑別にあげ対応するようにしましょう[1]．発熱というと，なんとなく感染症を考えがちですが，非感染症の可能性もあることは意識

表1　院内の発熱の原因

	院内発熱の原因	院内感染全体における割合	直接死亡原因
感染症	尿路感染症	30%	＜1%
	肺炎	15%	5～10%
	カテーテル関連血流感染症	15%	3%
	創部感染	15%	1～2%
	偽膜性腸炎		
	副鼻腔炎，前立腺炎，胆嚢炎，胆管炎		
非感染症	薬剤熱		
	偽痛風		
	血栓など		

(Fishman N and Calfee DP : Prevention and Control of Health Care-Associated Infections. In "Goldman's Cecil Medicine, 24th ed." Elsevier Saunders, pp129-136, 2011. Table 290-1 より改変)

しておくとよいでしょう．また，インフルエンザの流行時期では，一定数院内でもインフルエンザの発症は見られるため注意が必要です．

> **Point!** 院内の発熱の原因は感染症だけではない！

見逃してはいけない2つの病態

- 発熱の原因はまず8つを考え対応することは頻度の面から理解してもらえるでしょう．では，その中でもすぐに対応しなければならないものはどれでしょうか？ どれも急ぐ必要はありますが，薬剤熱や偽痛風は1分1秒を争う病態ではありません．また尿路感染症や創部感染であっても，急いで対応するにこしたことはありませんが，経過を診ることが可能な場合とそうでない場合があります．どのように判断すればよいでしょうか？
- ポイントは，敗血症か否か，菌血症か否か，です．これらどちらかを疑った場合には急いで対応したほうがよいでしょう．それぞれの定義をきちんと理解していますか？ まずはここから説明していきましょう．これらの病

表2　SIRS　感染症を拾い上げるためには有用な指標

評価項目	以下4項目中2項目以上を満たせばSIRS
体温	＞38℃または＜36℃
心拍数	＞90回/分
呼吸	呼吸数＞20回/分またはPaCO2＜32Torr
白血球数	＞12,000/mm3または＜4,000/mm3あるいは未熟顆粒数＞10％

表3　qSOFA

- 呼吸数≧22回/分
- 意識障害（意識変容）
- 収縮期血圧≦100mmHg

2項目以上該当すればqSOFA陽性と判断

態を理解できれば，急いで対応する必要性が自ずとわかると思います．

Point!　発熱患者では，敗血症，菌血症の患者を見逃さないこと！

1：敗血症（セプシス，Sepsis）

- 「敗血症って何ですか？」と質問されて正確に答えられますか？ 敗血症の定義は変遷を遂げ，以前は，感染症によって惹起された全身性炎症反応症候群（systemic inflammatory response syndrome：SIRS）（**表2**）を敗血症と定義していましたが，現在は，「感染によって引き起こされる生命を脅かす**臓器不全**」と定義されています[2]．臓器不全である敗血症は見逃してはいけないですよね．
- それでは，臓器不全である敗血症をベッドサイドで早期に認識するためにはどうすればよいでしょうか？ 以前のSIRSは4項目で構成され，そのうち3項目がバイタルサイン，残りの1項目が白血球数でし

た．SIRSの問題点は，敗血症でなくても簡単にSIRSを満たしてしまう（2項目以上該当した場合に陽性と判断）ことにありました．外傷や熱傷，膵炎が代表的ですが，大袈裟なことをいえば，みなさんが階段を駆け上がれば満たしてしまうかもしれませんよね．また，白血球は感染症でなくても変化しますよね．そこで新たに導入されたのがquick SOFA（qSOFA）（表3）です．

● qSOFAは，意識，呼吸数，収縮期血圧の3項目で構成され，2項目以上該当する場合に陽性と判断します．SIRSと共通する項目もありますが，qSOFAでは白血球数・体温の代わりに意識状態が評価項目に入っています．呼吸数，意識状態はバイタルサインの中で非常に重要なものであることは，この本でも繰り返し述べていると思いますが，改めてこの2項目が特に重要であることを意識してください．感染症か否かの判断は，体温で行うと考えがちですが，そうではないのです．もちろん発熱は感染症の一つの基準になりますが，熱は感染症以外でも上昇します．また，35℃，37℃，39℃の肺炎患者では，低いほうが重症です．つまり，熱の有無で重症度を評価するのではなく，呼吸数，意識状態など他のバイタルサインを総合的に判断し評価する必要があるのです．この点は急変を起こさせないために重要な点であるため，きちんと理解してください．

> **Point!** qSOFAを利用し，敗血症を早期に認識せよ！

● ベッドサイドでは，発熱している患者に対して，声かけを行い，普段と同様の意識状態を評価しつつ，呼吸数を数えます．qSOFAの22回/分以上か否かを判断するためには，30秒以上数えることが必要ですが，異常な呼吸をキャッチするための方法は覚えていますか？ 患者の呼吸を真似するのでしたね（**38頁参照**）．実際に数える場合には，患者に呼吸数を数えていることがバレないようにこっそり測りましょう．

> **Point!** 声をかけ，脈を触れ，呼吸を真似よ！

①呼吸数が重要な理由

- SIRS,qSOFA ともに呼吸数が項目に入っていますが,その理由はわかりますか?「呼吸数は重要である」ということを覚えるだけでも臨床の現場で役立ちますが,なぜ重要なのかを理解すると,今後呼吸数を測定せずにはいられなくなります.
- ヘンダーソン・ハッセルバルヒの式をご存じでしょうか?

$pH = 6.1 + \log [HCO_3^-] / [0.03 \times PaCO_2]$

という pH を求める式です.これを見ただけで拒絶反応が出てしまうかもしれませんが,ここではシンプルに理解しましょう.内部環境を一定に保つため,pH は人間の身体では 7.4 ± 0.05 と厳密にコントロールされています(恒常性,ホメオスタシスといいます).pH が酸性側に傾く(式の中で HCO_3^- が低下,もしくは $PaCO_2$ が増加)と,それをなんとか戻そうと代償反応が起こるのです.$PaCO_2$ は二酸化炭素の分圧であるため,呼吸回数が上昇すれば低下し,低下すれば増加します(過換気になれば $PaCO_2$ は低下しますよね).身体の調子が悪いとき,例えばショックのときなどは循環不全の結果,本来であれば貯留しない乳酸などの酸が増え,代謝性アシドーシスの状態へと傾きます.これを式の中の数値で表現すると,HCO_3^- の値が低下するということです.分子が低下した状態であるため,pH を維持するためには,分母も小さくなる必要があります.$PaCO_2$ が低下すればよいということです.もうわかりましたね.これが呼吸数の増加の原因です.つまり,循環不全など状態が悪い場合には,代謝性アシドーシスの状態となり,それを代償するために呼吸数が上昇するのです.呼吸数の増加は循環不全の代償であって,過換気と初めから考え対応してはいけません.

> **Point!** 頻呼吸は代謝性アシドーシスの代償を疑うこと!

表4　比較的徐脈をきたす疾患

・腸チフス	・スピロヘーター（ワイル病など）
・マイコプラズマ肺炎	・膿瘍
・レジオネラ	・薬剤熱
・オウム病	・腫瘍熱
・リケッチア（ツツガムシ病，日本紅斑熱など）	

②体温と心拍数の関係

デルタ心拍数20ルール：体温の上昇に見合う脈の増加か否か

● 体温が1℃上昇すると心拍数はどの程度変化するでしょうか？ 1℃の上昇で最大でも18回/分です．20回/分以上増加している場合には細菌感染症の可能性が高いといわれています．これは**"デルタ心拍数20ルール"** と呼ばれ，熱の割に脈が速いと思ったら，気にかけてみるとよいでしょう[3)]．例えば38℃の発熱であれば，平熱を36℃とすると，心拍数は上昇しても110回/分程度（60-80回/分＋18×（38-36）＝ 96-116回/分）でしょう．120回/分を超えるようであれば細菌感染症を疑いましょう．

比較的徐脈：体温の上昇に見合う心拍数の増加か否か

● バイタルサインは総合的に判断することが重要です．体温が上昇した際の心拍数の上昇は前述のとおりですが，不十分であった場合にはどのような疾患，病態を考えるべきでしょうか？ 例えば，39℃の発熱を認める場合には，心拍数は通常120回/分程度となります．もしも110回/分に満たない場合には，体温が上昇しているにもかかわらず，適切な心拍数の増加を見ない状態と考え，これを比較的徐脈と呼びます．一般的に37～38℃台の場合には，比較的徐脈の有無に言及することはできないといわれています．

● 以下の場合には比較的徐脈
　・体温39℃以上で心拍数＜110回/分（39℃でも110番！と覚える）
　・体温40℃以上で心拍数＜130回/分

- 比較的徐脈の原因として，**表4**があげられます．その他，βブロッカーやジギタリスなどの脈拍を抑える薬を内服している場合には，発熱に見合った心拍数の増加は認められないことが多く，高齢患者では珍しくありません．比較的徐脈のみで診断できるわけではありませんが，疑うきっかけとして重要であるため，比較的徐脈をプロブレムリストにあげられるようになりましょう．入院中の患者が，新規に発熱を認め比較的徐脈を呈している場合には，薬剤熱も考慮しましょう．また，入院時に診断がついていな発熱患者であれば，膿瘍などが隠れているかもしれません．

> **Point!** 体温の上昇に見合う心拍数の増加か否かを瞬時に見極めよう！

③予測最大心拍数

- 洞性頻脈とはどの程度の心拍数が許容されるのでしょうか？ 一般的に心房細動のような不整脈ではなく，洞性頻脈であれば脱水や出血などが原因のことが多く，輸液の管理で対応できることがほとんどですが，いくらなんでも心拍数200回/分は早すぎですよね．年齢に応じて最大心拍数はある程度決まっており，「220 －年齢（回/分）」と覚えておきましょう．80歳の男性が150回/分の心拍数であった場合には，安易に洞性頻脈と考えるのではなく不整脈と考えるのです．看護師のみなさんであれば，病棟で心拍数が早い患者を見た際に，これは発熱に見合う頻脈なのか否かを判断し，見合わない上昇であれば担当医へ連絡するのがよいでしょう．

> **Point!** 年齢を意識し，洞性頻脈か否かを瞬時に判断しよう！

2：菌血症（Bacteremia）

- 敗血症と菌血症，言葉は似ていますが定義は異なります．敗血症が感染症に引き起こされた臓器障害であったのに対して，菌血症は血液の中に菌が認められる状態，すなわち血液培養陽性の状態を指します．
- 血液培養は発熱患者にルーティンで採取するものではありません．インフルエンザの患者に通常血液培養は採取しませんよね．さまざまな基準がありますが，ここでは，**"敗血症 or 菌血症を疑った際に血液培養を採取する"** と覚えておきましょう．
- 菌血症を疑った際に血液培養を採取するのは理解できると思いますが，敗血症の場合にも採取するのはなぜでしょうか？ 大きな理由として，**感染源を同定**するため，そして**治療期間**に影響するためです．喀痰，尿，髄液など検体が採取可能で原因菌が同定できる場合にはよいですが，心内膜炎や椎体炎では検体採取は困難かつ侵襲度が高くなります．また喀痰や髄液が採取できればよいですが，患者が超重症で採取が難しい場合もあります．血液培養は敗血症の重症度が高いほど陽性率が高く，血液から菌が同定されれば，その菌名によって感染のフォーカスは想定可能です．また敗血症患者が菌血症であった場合には治療期間が菌血症を合併していない場合と比較し長期間必要となります（最低でも 10〜14 日程度）．以上から敗血症を疑った場合にも血液培養は必要なのです．

> **Point!** 敗血症，菌血症を疑ったら血液培養提出！

- 敗血症患者が菌血症を合併することはありますが，必須ではありません．敗血症患者が全例血液培養陽性とはならないことから理解できるでしょう．敗血症の定義が時代とともに変わったこともあり，敗血症と菌血症の定義を誤解している人が少なくありません．ここで正確に理解しましょう．

表5 悪寒の程度と菌血症のリスク

悪寒の程度	菌血症の相対リスク
軽度悪寒（mild chills）	2倍
中等度悪寒（moderate chills） 重ね着でもブルブル＋	4倍
悪寒戦慄（shaking chills） 布団の中でもブルブル＋歯がガチガチ	12倍

注）相対リスクは，悪寒なし患者と比較したデータ
(Tokuda Y, Miyasato H, Stein GH et al：The degree of chills for risk of bacteremia in acute febrile illness. Am J Med 118：1417, 2005 より引用)

> **Point!** 敗血症は感染による臓器障害，菌血症は血液培養陽性！

①悪寒戦慄に注目

- 血液培養が陽性となれば菌血症であることはわかりますが，そもそも菌血症はいつ疑うべきなのでしょうか？ それがわからなければ血液培養を採るべき患者が選択できません．キーポイントは**悪寒の程度**です．
- 悪寒は，①軽度悪寒，②中等度悪寒（重ね着でもブルブル＋），③悪寒戦慄（布団の中でもブルブル＋歯がガチガチ）の3段間に分かれます（表5）[4]．悪寒戦慄を認める場合には菌血症のリスクが高く，血液培養を採る目安になります．そのため，院内の患者が発熱した場合には，悪寒戦慄の有無を伝えるとよいでしょう．悪寒戦慄を認めるということは菌血症の可能性を示唆し，重症度も上がります．

> **Point!** 悪寒戦慄に着目し，菌血症を見逃すな！

- 悪寒戦慄を認める場合には，感染巣としてどこが考えられるでしょうか？ インフルエンザも悪寒戦慄を認めますが，流行時期でない限り稀でしょう．悪寒戦慄は菌血症のサインであるため，血液の中に菌が入りやすい感染症では悪寒戦慄を認める頻度も自ずと高くなります．代表的

なフォーカスとして急性腎盂腎炎や胆管炎を覚えておきましょう．前者は院内の発熱，特に高齢女性では頻度も高くしばしば遭遇します（**112頁の尿路感染症を参照**）．

> **Point!** 高齢女性の悪寒戦慄は腎盂腎炎を疑え！

院内発症の感染症疾患：誤嚥性肺炎，尿路感染症，カテーテル関連血流感染症

- 院内における発熱の原因をここで整理しておきましょう．術後の患者では創部感染も必ず考えますが，ここでは誰でも起こりうる原因 TOP3 を取り上げておきます．

①誤嚥性肺炎

誤嚥性肺炎 vs 誤嚥性肺臓炎

- 誤嚥性肺炎はあまりにも有名ですが誤解が多いのも事実です．以下の2つの症例のうち，どちらが誤嚥性肺炎らしいでしょうか？
    (1) 80歳女性，急性期脳梗塞のため入院し，現在リハビリを行っている．昼食をしている最中にむせ込み嘔吐し，その数から酸素化が低下した．
    (2) 80歳女性，急性期脳梗塞のため入院し，現在リハビリを行っている．当日の朝方から発熱，その後徐々に酸素化の低下を認めた．
- どちらの症例も誤嚥性肺炎の可能性はありますが，より誤嚥性肺炎らしいのは(2)の症例です．誤嚥性肺炎の原因は明らかなむせ込みではなく，不顕性誤嚥です．つまり，食事をむせ込むことよりも，知らないうちに自身の口腔内常在菌を誤嚥し肺炎を起こすのです．私たちも食事をむせることはありますが肺炎は起こしませんよね．誤嚥性肺炎は起こす理由がきちんとあります．それは食事のむせ込みではなく，嚥下機能の低下

表6 誤嚥性肺臓炎と肺炎

特徴	肺臓炎	肺炎
メカニズム	胃内容物の吸引	口腔内咽頭常在菌の吸引
病態	酸や食物残渣による肺障害	細菌に対する炎症
細菌	関与なし	グラム陽性球菌,グラム陰性桿菌 嫌気性菌
患者の状態	意識障害	嚥下機能障害 腸管蠕動運動障害
年齢	比較的若い	高齢者
目撃者	あり	なし
発症様式	意識障害と患者の嘔吐後の肺浸潤影と呼吸障害	嚥下障害のある患者の下気道症状と肺浸潤影
臨床症状	誤嚥の数時間後に出現する呼吸障害	頻呼吸,咳,痰

(Marik PE: Aspiration pneumonitis and aspiration pneumonia. N Engl J Med 344: 665-671, 2001 より引用)

です.
- 誤嚥性肺炎では,口腔内の細菌が関与し肺炎を起こしているため抗菌薬が必要になりますが,食事をむせ込み呼吸障害を起こしている場合には,原因は胃酸や食物残渣であるため抗菌薬は不要です.これを誤嚥性肺炎に対して誤嚥性肺臓炎,別名メンデルソン症候群(Mendelson syndrome)と呼びます.
- 誤嚥性肺臓炎は,胃内容物の誤嚥による化学性肺炎で,胃酸は無菌であるため細菌の関与はありません.反応は二相性で,まずは誤嚥後数時間後に直接的な上皮障害,その後白血球浸潤を認め重篤化する場合もあります(**表6**)[5].
- 嚥下機能障害を認め,誤嚥性肺炎と診断した場合には,酸素化の程度を評価し酸素開始,そして抗菌薬を開始します.一時的なむせ込みによって酸素化が悪化した場合は,重症で誤嚥性肺臓炎が否定できない場合には,誤嚥性肺炎と同様に対応することもありますが,低流量の酸素投与で対応可能な場合は,まずは酸素投与のみで経過を診てから,抗菌薬の必要性を評価するとよいでしょう.「むせ込んで熱があるので抗菌薬投与」,

表7 Pneumonia Severity Index (PSI)

	背景因子	点数
年齢	男性	年齢
	女性	年齢－10
Nursing home		＋10
合併症	悪性腫瘍	＋30
	肺疾患	＋20
	うっ血性心不全	＋10
	脳血管障害	＋10
	腎障害	＋10
身体所見	意識レベルの低下	＋20
	呼吸数30回/分以上	＋20
	収縮期血圧＜90mmHg	＋20
	体温35℃未満あるいは40℃以上	＋15
	脈拍125回/分以上	＋10
検査およびX線所見	動脈血pH＜7.35	＋30
	BUN 30mg/dL以上	＋20
	ナトリウム130mEq/L未満	＋20
	血糖250mg/dL以上	＋10
	ヘマｔリット30％未満	＋10
	PaO_2 60mmHg未満	＋10
	胸水	＋10

(Fine MJ, Auble TE, Yealy DM et al：A prediction rule to identify low-risk patients with community-acquired pneumonia. N Engl J Med 336(4)：243-250, 1997より引用)

「むせた後から酸素化悪化したから抗菌薬投与」ではなく、きちんと起こったメカニズムを評価し、肺炎なのか肺臓炎なのかは意識するとよいでしょう。抗菌薬によるアナフィラキシー、薬剤熱など、抗菌薬も安全とは限りませんから。

誤嚥性肺炎の重症度

●誤嚥性肺炎の重症度はどのように評価するべきでしょうか？ 誤嚥性肺炎の死亡率は、市中肺炎の死亡率9％程度と比較して23％と有意に高いことが示されています[6]。これはなぜでしょうか？ 市中肺炎と誤嚥性

表8　CURB-65

Consciousness	意識レベル低下あり
Uremia	BUN > 20mg/dL
Respiratory rate	呼吸回数 30 回 / 分以上
Low Blood pressure	収縮期血圧 90mmHg 以下 or 拡張期血圧 60mmHg 以下
65	65 歳以上

(Lim WS, van der Eerden MM, Laing R et al : Defining community acquired pneumonia severity on presentation to hospital: an international derivation and validation study. Thorax 58(5) : 377-382, 2003 より引用)

表9　A-DROP

Age	男性 70 歳以上 女性 75 歳以上
Dehydration	BUN 21mg/dL 以上あるいは脱水あり
Respiration	SpO_2 90％以下（あるいは PaO_2 60Torr 以下）
disOrientation	意識障害
low blood Pressure	収縮期血圧 90mmHg 以下

(日本呼吸器学会編：成人肺炎診療ガイドライン, 日本呼吸器学会 2017 より引用)

肺炎，何が異なるのでしょうか？
● 誤嚥性肺炎は嚥下機能に問題がある患者がなることがほとんどです．脳卒中後など，経口摂取が困難なため嚥下調整食や経管栄養を摂っている患者にしばしば認められます．つまり，肺炎という病態は同じであっても，基礎疾患が異なるため，死亡率が大きく違うのです．

重症度スコア

● 肺炎の重症度を評価する有名なスコアを知っていますか？ PSI（表7）[7]，CURB-65（表8）[8]，A-DROP（表9）[9] の3つは有名であり頭に入れておくとよいでしょう．特に簡便でベッドサイドで利用しやすいのが，A-DROP です．CURB-65 と項目は似通っていますが，65 歳以上では高齢者の多い日本では使用しづらく A-DROP が導入され，年齢が引き上げられたと思ってください．どちらも5項目からなり，バイタルサインや脱水の評価が重症度にかかわることがわかります．年齢や血圧，酸

素化は誰もが評価しますが，意識や脱水の評価は怠りがちです．必ず評価し重症度を正しく見積もりましょう．院内であれば，意識は普段と比較，脱水は腋窩や舌の乾燥，本人の口渇感の訴え，食事の摂取量などを総合的に評価するとよいでしょう．

- 市中肺炎の重症度は，PSI，CURB-65，A-DROP の該当項目が多いほど重症であり，使用しやすい A-DROP を用いて評価することをお勧めしますが，誤嚥性肺炎の場合にも同様でよいのでしょうか？ 結論からいうと，誤嚥性肺炎の場合には PSI を使用したほうがよいでしょう．なぜだかわかりますか？
- PSI にはバイタルサイン以外に，施設入所中か否か，悪性腫瘍や脳血管障害などの基礎疾患の項目が含まれます．誤嚥性肺炎は前述のとおり，誰もが罹るわけではなく，脳卒中や寝たきり（筋力低下）などによる嚥下機能障害によって引き起こされるものです．つまり患者のバイタルサインだけでなく基礎疾患の状況が重症度にかかわるのです．食事は介助が必要であるものの，身の回りのことはある程度自立している高齢者と，寝たきりで全介助の高齢者では重症度が異なることは理解していただけるでしょう．

フレイル（Frailty）

- 誤嚥性肺炎を起こしやすい患者をなんとなくイメージはできても，すぐに判断することは難しい場合もあります．誤嚥性肺炎の治療歴や入院歴があれば判断は容易ですが，初診の患者では判断が難しいことも少なくありません．前述のとおり食事をむせ込むというのは必ずしも理由にはなりません．それ以上に患者の普段の状態から誤嚥性肺炎を起こしうる患者なのか否かを判断する術を持ち合わせておくとよいでしょう．
- その指標としてフレイルか否かを意識して評価すると判断しやすいと思います．フレイルとは，「加齢に伴う予備能力低下のため，ストレスに対する回復力が低下した状態」と定義され，一般的に表10の項目を評価します．3項目以上該当する場合にはフレイルと判断します*．健康

表 10　Frailty の判断基準

以下の 5 項目中，3 項目以上該当すれば Frailty
①意図しない体重減少（1 年間に 10 ポンド：約 4.5kg の減少）
②主観的疲労感
③筋力（握力）低下
④歩行速度の減弱
⑤日常生活活動量の減少

(Fried LP, Tangen CM, Walston J et al：Frailty in older adults: evidence for a phenotype. J Gerontol A Biol Sci Med Sci 56(3)：M146-156, 2001 より引用)

図 2　Frailty のイメージ

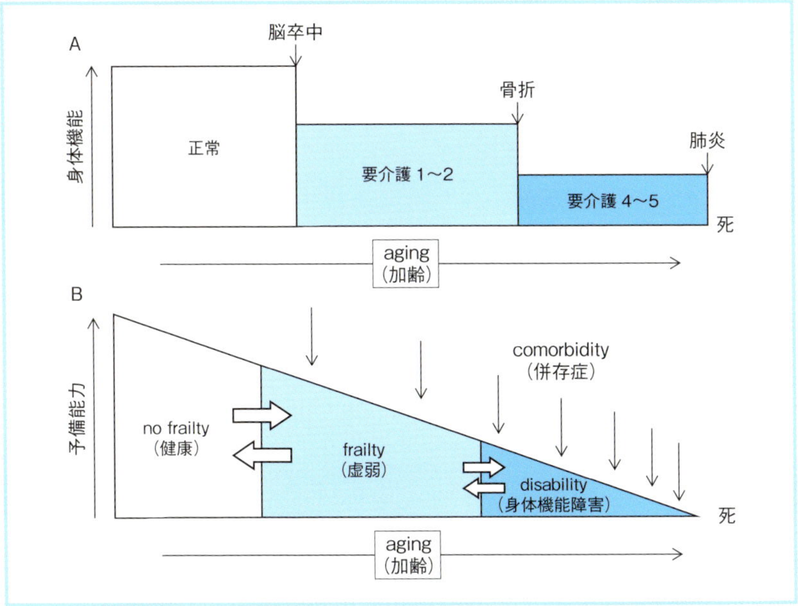

(葛谷雅文：フレイルティとは．臨床栄養 119(7)：756, 2011 より引用)

状態と要介護状態の中間的な段階に位置づけられます（**図 2**）[10].

＊表 10 の③筋力低下はペットボトルが開けられるか否か，④歩行速度の減弱は，実際の歩行速度を観察することはもちろんのこと，難しい場合には，青信号が時間内に渡りきることができるか否かを問診し，判断するとよいでしょう．

● 原因によらず，フレイルの定義を満たす患者では満たさない患者と比較して死亡率や入院率が高いため，入院時から項目を満たす場合には，入

院のきっかけとなった疾患，症候に対する介入だけでなく，再発時や急変時の対応を患者，家族と話し合っておく必要があります．
- Advance care planning（ACP）という言葉は聞いたことがあるでしょうか？ ACPとは，"将来の意思決定能力の低下に備えて，今後の治療・療養について患者・家族とあらかじめ話し合うプロセス"を指します．重篤な病態となった際の侵襲的な処置，手術など，行うことで予後の改善は得られる可能性があっても，苦痛も伴う場合などは患者本人が希望しないこともあるのは当然です．最期のときが近づいてから話し合うのでは難しいことも多く，状態が比較的安定しているときに話し合うのがよいでしょう．誤嚥性肺炎やうっ血性心不全は繰り返します．そのため，入院したタイミングで，次回の再発を防ぐ努力をすることはもちろんのこと，再発した際の対応を話し合ういい機会と捉え，話し合う場を設けましょう．
- 2018年，厚生労働省はACPの普及・啓発を目的に日本語の愛称を募集し，静岡県の現役看護師の応募であった「人生会議」と決定しました．まずは自分自身で人生会議を実践してみてはいかがでしょうか．

誤嚥性肺炎に対する抗菌薬

- 誤嚥性肺炎に対して選択する抗菌薬は何でしょうか？ ここでは細かいことは述べませんが，一つだけ大切なポイントを理解しておきましょう．抗菌薬は疾患名では決まりません．つまり，誤嚥性肺炎だから○○という抗菌薬という1対1対応はできないのです．もちろん，初回にカルバペネムなどの広域な抗菌薬を使用すれば，多くの場合奏効はしますが，そればかりを繰り返していれば，そのうち耐性菌がウヨウヨと出現し，既存の抗菌薬では対応できなくなってしまいます．それでは困るのです．誤嚥したからアンピシリン・スルバクタム（ユナシン®，スルバシリン®など）とは限らないことを理解しておきましょう．

抗菌薬以外のやるべきこと

- 誤嚥性肺炎を起こさないにこしたことはありません．また，可能な限り

表 11　誤嚥性肺炎と関連する薬剤

①抗精神病薬
②ベンゾジアゼピン系薬剤
③口腔乾燥を起こす薬剤（抗コリン作用のある薬，三環系抗うつ薬，SSRI，利尿薬）

(Nosè M, Recla E, Trifirò G et al：Antipsychotic drug exposure and risk of pneumonia: a systematic review and meta-analysis of observational studies. Pharmacoepidemiol Drug Saf 24(8)：812-820, 2015. Teramoto S, Yoshida K, Hizawa N：Update on the pathogenesis and management of pneumonia in the elderly-roles of aspiration pneumonia. Respir Investig 53(5)：178-184, 2015 より引用)

再発を防ぎたいものです．そのために，①口腔ケア，②リハビリ，③ヘッドアップ，④薬剤の4点を意識しましょう．①口腔衛生の改善によって呼吸器感染症のリスク軽減が期待できます[11]．②早期（入院後3日以内）の理学療法士によるリハビリで予後改善が得られます[12]．③ベッドを30度ヘッドアップすることで誤嚥の予防効果があるのです．④薬剤によって誤嚥が誘発されることがあるため，表11の薬剤を内服している患者では注意が必要です[13,14]．不眠の訴えに対して安易にベンゾジアゼピン系薬（デパス®，レンドルミン®など）を処方するのはよろしくないことがわかりますね．基礎疾患や意識状態から誤嚥のリスクが高い患者を担当したら，この4点は常に意識するようにしてください．

誤嚥性肺炎患者の食事

● 誤嚥したから即絶食にしていないでしょうか？　もちろん明らかな誤嚥があり，酸素化の低下が著明な場合には食事を中止することは必要ですが，誤嚥性肺炎に対して絶食期間が長いと治療期間も長くなり，嚥下能力も日に日に悪化していきます．使用可能な臓器は使用しなければ，機能は悪化していくばかりです．水分をむせ込んだからといって食事を止めるのではなく，食事形態を工夫して可能な限り早期に食事は再開しましょう．誤嚥性肺炎は，医師，看護師だけでなく，理学療法士（physical therapist：PT），言語聴覚士（speech-language-hearing therapist：ST）などチームで介入が必要です．

- ちなみに，口から食べられないからといって胃瘻を作成しても誤嚥性肺炎は防ぐことはできません[15]．不顕性誤嚥が誤嚥性肺炎の原因ですから，経管栄養であろうが胃瘻であろうが防げないのです．それよりも，早く機能を取り戻すために基礎疾患の治療と並行して再発を防止することが大切なのです．

②尿路感染症

- 尿路感染症は院内の発熱患者の原因として最も多く，しばしば遭遇します．しかし，診断は意外と難しく，尿が濁っているから，尿が臭うからなどを理由に尿路感染症と診断してはいけません．

無症候性細菌尿

- 尿に菌が存在したら尿路感染症でしょうか？ 尿検査を提出し，白血球（+）や細菌（+）という結果をもって尿路感染症と診断できるのでしょうか？ 結論からいうと，この結果を理由に結論づけてはダメなのです．それはなぜか，そもそも尿に菌を認めることが決して珍しいことではないのです．特に女性では菌を認めることが多く，糖尿病患者ではその割合はさらに上昇します．感染症の診断において，臓器特異的所見が極めて大切であり，ただ繰り返し尿に菌を認めることだけを理由に診断するのではなく，尿路感染症らしい所見を認め，そのうえで尿に菌を認めることがポイントなのです．尿路感染症を示唆する所見がないにもかかわらず，ある一定数の菌が尿から検出される病態を無症候性細菌尿といいます．原則として，無症候性細菌尿を治療する必要はありません*．

*妊婦，泌尿器科の術前の患者の場合には治療します．

- 発熱を伴う尿路感染症というと，多くは腎盂腎炎です（膀胱炎では通常発熱を認めません）．腎盂腎炎では，頻尿や排尿時痛，残尿感に加え，腎叩打痛を認めます．急性の発熱でこれらを認めれば腎盂腎炎らしくなるわけです．所見がはっきりしない場合には，尿所見のみで判断するのは危険です．腎盂腎炎以外の可能性も考慮し，それらをきちんと否定し

てから判断するようにしましょう．
- 尿カテーテルが入っていると，尿に菌を認める割合はぐっと増えます．1日経つごとに数％ずつ菌を認める割合は増加し，1ヵ月挿入していれば100％細菌尿を認めます．実際に尿路感染症を起こすのは10％程度で，この数値から見ても，菌がいるから尿路感染症とはいえないことがわかります．
- 尿カテーテル挿入中の患者が発熱し，尿路感染症を考え尿検査を提出する際には，必ずカテーテルを交換してから検体を提出しましょう．留置して時間の経ったカテーテルから尿検体を採取するとコンタミネーションの割合が増加します．
- 実際の対応として，例えば入院中の高齢女性が発熱を認めたとしましょう．所見をとり，腎盂腎炎らしい所見を認めた場合には，尿検査を実施します．グラム染色が迅速に施行可能な施設では検査を行い，原因菌を探します．それと同時に，院内の発熱の原因として多い，肺炎がないか，カテーテル関連血流感染症ではないか，創部感染は？ 褥瘡は？ クロストリジウム (*Clostridium difficile* infection：CDI) ？ そして非感染性のものでは？ と考えながら対応します．菌に尿を認めたとしても前述のとおり無症候性細菌尿の可能性もあるため，患者の発熱という症候が尿路感染症によるものか否かを判断しつつ，つかなければそれ以外を否定する必要があるのです．院内の発熱の原因は両手で数える程しかありません．そのあたりを怠らずにきちんとその都度評価する必要があるのです．

③カテーテル関連血流感染症

- しばしばカテ感染と呼ばれますが，正式にはカテーテル関連血流感染症です．あくまで血流感染症であることをまず理解してください．呼びやすいのと文字数が少ないので，ここではカテ感染とします（笑）．

いつ疑うのか
- カテ感染はいつ疑うべきでしょうか？ シンプルに，カテーテルが挿入

されている患者では常に疑い，その他，発熱のフォーカスが不明な場合には積極的に疑い対応する必要があります．悲しい現実として，カテ感染を疑い抜去したり，入れ替えを行っても，その70％は必要がなかったという報告もあります．しかし，カテーテルが挿入されている患者，特に中心静脈カテーテルや動脈ライン，透析用のカテーテルが挿入されている患者は重症な病態であることが予想され，対応が遅れると予後に影響するため，疑わしい時点で対応するのがよいでしょう．発熱を認めるものの，全身状態が良好である場合には，慎重に経過観察を行い判断することもあります．

- カテ感染と呼ばれるが故に，カテーテル刺入部の発赤などが必須所見と考えがちですがそうではありません．刺入部の明らかな発赤や挿入部位に一致する痛みや色調の変化があれば強く疑いますが，カテ感染の90％は刺入部に所見を認めません．血流感染ですからね．刺入部は所見がなくてもいいのです．

カテ感染の診断

- 疑ったら提出するのは血液培養です．カテーテル関連血流感染症ですから．しつこいようですが，ここがポイントです．カテ先を提出してもあまり意味がありません．それよりも血液培養を採取し，カテ感染に矛盾のない菌が認められたらその時点で確定診断です．血液培養は2セット提出しますが，1セットはカテーテルから採取して構いません．カテーテルから採取した血液培養が，もう一方の血液培養（カテーテルからではなく静脈or動脈から採取）よりも早く陽性となった場合にはよりカテ感染らしいと判断します．

- カテ感染は疑ったら，除外できなかったら対応するしかありません．そのため，当たり前ですが起こさないことが非常に重要となります．手指衛生の徹底，汚染されやすい鼠径部からのカテーテルの挿入は極力避ける，カテーテルの必要性を毎日確認し可能な限り早期に抜去するなど，予防に努めましょう．

非感染性疾患の発熱

- 院内の発熱の原因は感染症とは限りません．非感染性のものとして代表的な3つの原因を覚えておきましょう．①薬剤熱，②偽痛風，③血栓です．
- 非感染性の発熱は，熱こそ認めるものの，全身状態は良好という特徴があります．意識は普段どおりで呼吸回数も正常のことが多いでしょう．脈拍は体温に応じて上昇はしますが，食事摂取量も良好であることが多いです．比較的元気だけれども熱がある，これが非感染性のポイントとざっくり覚えておきましょう．以下，それぞれのポイントのみ記載しておきます．頭に入れておいてください．

①薬剤熱

- 発熱の原因となりうる薬剤は多岐に渡りますが，薬剤熱の原因となりやすいのは，抗菌薬（ペニシリン系，セフェム系），抗痙攣薬（抗てんかん薬）です．次いで利尿薬なども原因となります．
- 担当の患者の薬（静注薬，内服薬）は把握し，発熱を認めた場合には薬剤の影響も考える癖をもっておきましょう．肺炎や尿路感染症に対して，熱が下がらないからと抗菌薬を継続していると，実はその原因が…ってこともあるわけです．

②偽痛風

- 偽痛風は意外と見逃されているのではないでしょうか？痛風と比較して膝関節や頸部などの大関節に起こりやすいのが特徴です．入院中の高齢者が発熱した場合には，必ず膝関節，肘関節，肩関節，手関節，足関節を診察し，左右差のある圧痛や熱感を認めたら積極的に疑うようにしましょう．頸部の痛みを認める場合には，石灰沈着性頸長筋腱炎やcrowned dens syndromeの可能性もあります．

表12 発熱患者のベッドサイドで診るべきポイント　すぐに確認！

診るべきポイント	考慮すべき疾患
Vital signs	敗血症
悪寒戦慄の有無	菌血症
カテーテル，尿道バルーン	敗血症
創部	創部感染
下痢の有無	偽膜性腸炎
抗菌薬の使用歴	偽膜性腸炎，薬剤熱
関節痛の有無，左右差	偽痛風
四肢の腫脹の有無，左右差	血栓
薬剤歴	薬剤熱
	など

③血栓

- ADLが低下している場合には深部静脈血栓（deep vein thrombosis：DVT）に代表される血栓を認める場合もあります．必ず両下腿の左右差（**54頁参照**）がないか，熱感がないかを確認しましょう．エコーをあてるとDVTは簡単に描出できるため，余裕があれば習得するとよいでしょう．
- 以上，非感染性の発熱のポイントでした．とにかく熱がでたら感染症とすぐに飛びつくのではなく，非感染性のこともあることを理解し，ベッドサイドでの診察（**表12**）を大事にしてください．

参考文献

1) Fishman N and Calfee DP : Prevention and Control of Health Care-Associated Infections. In "Goldman's Cecil Medicine, 24th ed." Elsevier Saunders, pp129-136, 2011
2) Singer M, Deutschman CS, Seymour CW et al : The Third International Consensus Definitions for Sepsis and Septic Shock (Sepsis-3). JAMA 315(8) : 801-810, 2016
3) Sapira JD : The Art and Science of Bedside Diagnosis. Urban and Schwarzzenberger, 1990
4) Tokuda Y, Miyasato H, Stein GH et al : The degree of chills for risk of bacteremia in acute febrile illness. Am J Med 118 : 1417, 2005
5) Marik PE : Aspiration pneumonitis and aspiration pneumonia. N Engl J Med 344 : 665-671, 2001
6) Lanspa MJ, Peyrani P, Wiemken T et al : Characteristics associated with clinician diagnosis of aspiration pneumonia : a descriptive study of afflicted patients and their outcomes. J Hosp Med 10(2) : 90-96, 2015
7) Fine MJ, Auble TE, Yealy DM et al : A prediction rule to identify low-risk patients with community-acquired pneumonia. N Engl J Med 336(4) : 243-250, 1997
8) Lim WS, van der Eerden MM, Laing R et al : Defining community acquired pneumonia severity on presentation to hospital: an international derivation and validation study. Thorax 58(5) : 377-382, 2003
9) 日本呼吸器学会 編：成人肺炎診療ガイドライン，日本呼吸器学会 2017
10) 荒井秀典 編：フレイル診療ガイド2018年版．ライフ・サイエンス，2018
11) Sjögren P, Nilsson E, Forsell M et al : A systematic review of the preventive effect of oral hygiene on pneumonia and respiratory tract infection in elderly people in hospitals and nursing homes: effect estimates and methodological quality of randomized controlled trials. J Am Geriatr Soc 56(11) : 2124-2130, 2008
12) Momosaki R, Yasunaga H, Matsui H et al : Effect of early rehabilitation by physical therapists on in-hospital mortality after aspiration pneumonia in the elderly. Arch Phys Med Rehabil 96(2) : 205-209, 2015
13) Nosè M, Recla E, Trifirò G et al : Antipsychotic drug exposure and risk of pneumonia: a systematic review and meta-analysis of observational studies. Pharmacoepidemiol Drug Saf 24(8) : 812-820, 2015
14) Teramoto S, Yoshida K, Hizawa N : Update on the pathogenesis and management of pneumonia in the elderly-roles of aspiration pneumonia. Respir Investig 53(5) : 178-184, 2015
15) Finucane TE, Christmas C, Travis K : Tube feeding in patients with advanced dementia: a review of the evidence. JAMA 282(14):1365-1370, 1999
16) Mermel LA, Farr BM, Sherertz RJ et al : Guidelines for the management of intravascular catheter-related infections. Clin Infect Dis 32(9) : 1249-1272, 2001
17) Safdar N, Maki DG : Inflammation at the insertion site is not predictive of catheter-related bloodstream infection with short-term, noncuffed central venous catheters. Crit Care Med 30(12) : 2632-2635, 2002

理解度チェック

❶院内の発熱の原因，いくつ知っていますか？

表1を今一度確認しておきましょう．尿路感染症（腎盂腎炎，前立腺炎），誤嚥性肺炎，カテ感染，創部感染，偽膜性腸炎，薬剤熱，偽痛風，血栓の8つは暗記です．

❷敗血症と菌血症，違いを説明できますか？

敗血症は感染症によって引き起こされる臓器障害，菌血症は血液培養が陽性である病態です．敗血症はqSOFAの3項目を中心としたバイタルサインでスクリーニングし，菌血症は悪寒戦慄の有無で判断するのでしたね．

Part1～5までの総復習

Question ❶
ベッドサイドに行くと，患者が呼びかけても反応がありません．適切な対応は？

　呼びかけても反応がない，この時点でまずいですよね．意識障害ありです．すぐに人を呼び，この次に確認すべきことは何でしたか？ 血圧測定ですか？ 違いますね．意識の次に重要なバイタルサインは呼吸です．反応がなく呼吸が正常でなければ，その時点で胸骨圧迫開始でしたね．呼吸を確認しながら，頸動脈や橈骨動脈を触れることができればベストですが，脈が触れるか否かよくわからなければ胸骨圧迫を開始してから悩みましょう．

Question ❷
担当患者が痙攣しました．適切な対応は？

　痙攣の原因は頭蓋内疾患とは限らないというのがポイントです．脳血流が低下しても痙攣を認めることがありましたね．その判断を迅速に行うためにはバイタルサイン，特に血圧がポイントでした．血圧が普段よりも高いようであれば，てんかんに代表される脳の問題であり，即座にジアゼパムを静注し鎮痙を試みるべきです．しかし，血圧が正常ないし低い場合には，起立性低血圧や反射性失神，さらには心血管性失神に伴う痙攣かもしれません．バイタルサイン以外に，痙攣の始まり方もポイントでした．てんかんの場合には左右どちらか（左上肢から or 右下肢から など）から始まりますが，脳血流低下に伴う場合には左右対称性に始まります．また，てんかんの場合には開眼しているのに対して，脳血流が低下したことによる痙攣や心因性の場合には閉眼しているでしょう．上記の点に注意して対応します．ジアゼパムを使用して鎮痙してよい痙攣なのか否かを，病歴から推測し，バイタルサイン，身体所見から裏づけをとるのです．

Question ❸
ベッドサイドで転倒した患者に対する適切な対応は？

　ぶつけた部位を確認し，外傷の有無を確認することも大切ですが，それ以上に転倒理由を同定することが予後に影響します．失神に伴う転倒，痙攣に伴う転倒ではなかったのかを，本人だけでなく目撃者からも病歴を聴取し確認しましょう．心血管性失神らしい所見（**59頁のEGSYS scoreを参照**）覚えていますね？　消化管出血のために入院している患者では，起立性低血圧が原因で倒れたのかもしれません．吐血の有無だけでなく，眼瞼結膜が蒼白ではないか，下血/血便を認めないかは必ず確認する癖をもちましょう．

Question ❹
抗菌薬投与を開始したところ，患者が「気分が悪い」と訴えました．適切な対応は？

　アナフィラキシーか否か，アドレナリンを打つ必要があるか否かを即座に判断する必要があります．抗原曝露（今回は抗菌薬）後にABCD（Airway, Breathing, Circulation, Diarrhea）の異常を認めればアドレナリンの適応でしたね．喉の所見，聴診所見，バイタルサインを確認しつつアドレナリンを準備し正しく投与しましょう．アドレナリンは大腿外側広筋に0.3〜0.5mg筋注でしたね．自身で打つことは少ないかもしれませんが，瞬時にアドレナリンが必要な症例か否かは判断できるようになりましょう．

Question ❺
担当患者が39℃の発熱を認めました．適切な対応は？

　発熱を認めるから細菌感染症というわけではありませんでしたね．院内の発熱の鑑別はまず8つのうちのどれかを考え対応します（**96頁参照**）．細菌感染症であれば，緊急性が高いのは敗血症，菌血症でした．バイタルサインや悪寒戦慄に着目して判断しましょう．それと同時に非感染性の可能性も意識します．特に患者の全身状態が良好で食事も通常どおり食べている場合には，薬剤熱や偽痛風などの非感染性の可能性が高まります．診るべきポイントを頭に入れておきましょう（**116頁参照**）．

索引

欧文索引

[数字]
6H & 6T ・・・・・・・・・・・・・・・・・・・・・・・・・016

[A]
A-DROP ・・・・・・・・・・・・・・・・・・・・・・・・・107
Advance care planning ・・・・・・・・・・・・110
AIUEOTIPS・・・・・・・・・・・・・・・・・・027，040

[B]
BLS アルゴリズム ・・・・・・・・・・・・・006，037

[C]
Carpenter の分類 ・・・・・・・・・・・・・・・・・・・027
Confusion Assessment Method（CAM）
・・・・・・・・・・・・・・・・・・・・・・・・・・・・・・・・・・・041
CURB-65 ・・・・・・・・・・・・・・・・・・・・・・・・・107
Crowned dens syndrome ・・・・・・・・・・・115

[D]
DNAR（do not attempt resuscitation）
・・・・・・・・・・・・・・・・・・・・・・・・・・・・・・・・・・・018
DNR（do not resuscitate）・・・・・・・・・・018

[E]
EGSYS score・・・・・・・・・・・・・・・・・・・・・・・058
ER での失神の原因 ・・・・・・・・・・・・・・・・・055

[F]
Frailty ・・・・・・・・・・・・・・・・・・・・・・・・・・・108

[G]
GCS（Glasgow Coma Scale）・・・・・・・024

[H]
HEARTS ・・・・・・・・・・・・・・・・・・・・・・・・・053
Heimlich 法・・・・・・・・・・・・・・・・・・・・・・・020
Historical Criteria ・・・・・・・・・・・・・・・・・068

[I]
ICLS（Immediate Cardiac Life Support)
・・・・・・・・・・・・・・・・・・・・・・・・・・・・・・・・・・・014

[J]
JCS（Japan Coma Scale）・・・・・・・・・・024

[M]
MEWS（Modified Early Warning Score)
・・・・・・・・・・・・・・・・・・・・・・・・・・・・・・・・・・・001

[O]
OESIL risk score ・・・・・・・・・・・・・・・・・・057

[P]
PSI ・・・・・・・・・・・・・・・・・・・・・・・・・・・・・107

[Q]
qSOFA・・・・・・・・・・・・・・・・002，037，098

[R]
rt-PA 療法・・・・・・・・・・・・・・・・・・・・・・・・031

[S]

syncopal seizure ・・・・・・・・・・・・062，067

[W]

Wernicke 脳症・・・・・・・・・・・・・・・・・・・・・034
Whipple の 3 徴・・・・・・・・・・・・・・・・・・・033

和文索引

[あ]

圧迫の解除・・・・・・・・・・・・・・・・・・・・・・・・012
アドレナリン・・・・・・・・・・・・・・・・・・015，079
アドレナリンの適正使用・・・・・・・・・・・・081
アドレナリンの投与経路・・・・・・・・・・・・081
アドレナリンの投与部位・・・・・・・・・・・・082
アドレナリンの投与量・・・・・・・・・・・・・・082
アナフィラキシー・・・・・・・・・・・・・・・・・・075
アナフィラキシーショック・・・・・・・・・・082
アナフィラキシーの原因・・・・・・・・・・・・076
アナフィラキシーの診断基準・・・・・・・・078
アナフィラキシー様反応
　（anaphylactoid reaction）・・・・・・・・075
アミオダロン・・・・・・・・・・・・・・・・・・・・・・016

[い]

意識・・・・・・・・・・・・・・・・・・・・・・・・001，098
意識障害・・・・・・・・・・・・・・・・・・・・・・・・・・024
意識障害と頭蓋内疾患・・・・・・・・・・・・・・029
意識障害のアプローチ（10 の鉄則）
・・・・・・・・・・・・・・・・・・・・・・・・・・・・・・・・・・028
意識障害の鑑別・・・・・・・・・・・・・・・・・・・・028
意識障害の原因・・・・・・・・・・・・・・・・・・・・027
意識の確認・・・・・・・・・・・・・・・・・・・・・・・・006
異常な呼吸・・・・・・・・・・・・・・・・・・・・・・・・038
一過性脳虚血発作（TIA）・・・・・・・・・・・055
胃瘻・・・・・・・・・・・・・・・・・・・・・・・・・・・・・・112
インフルエンザ・・・・・・・・・・・・・・・・・・・・096

[え]

エコー・・・・・・・・・・・・・・・・・・・・・・・・・・・・084
嚥下機能の低下・・・・・・・・・・・・・・・・・・・・104

[お]

悪寒戦慄・・・・・・・・・・・・・・・・・・・・・・・・・・103
悪寒の程度・・・・・・・・・・・・・・・・・・・・・・・・103

[か]

カーラーの救命曲線・・・・・・・・・・・・・・・・006
外傷・・・・・・・・・・・・・・・・・・・・・・・・・・・・・・051
下肢の腫脹・・・・・・・・・・・・・・・・・・・・・・・・054
カテコラミン・・・・・・・・・・・・・・・・・・・・・・085
カテーテル関連血流感染症・・・・・・・・・・113
感染症・・・・・・・・・・・・・・・・・・・・・・・・・・・・095
間代性痙攣・・・・・・・・・・・・・・・・・・・・・・・・069

[き]

気管挿管・・・・・・・・・・・・・・・・・・・・・・・・・・014
気胸・・・・・・・・・・・・・・・・・・・・・・・・・・・・・・084
基礎疾患・・・・・・・・・・・・・・・・・・・・・・・・・・108
偽痛風・・・・・・・・・・・・・・・・・・・・・・・・・・・・115
胸骨圧迫・・・・・・・・・・・・・008，011，021
胸骨圧迫の位置・・・・・・・・・・・・・・・・・・・・011
胸骨圧迫の回数・・・・・・・・・・・・・・・・・・・・012
胸骨圧迫の深さ・・・・・・・・・・・・・・・・・・・・012
強直性痙攣・・・・・・・・・・・・・・・・・・・・・・・・069
菌血症・・・・・・・・・・・・・・・・・・・・・・・・・・・・102
筋注・・・・・・・・・・・・・・・・・・・・・・・・・・・・・・081

[く]

クモ膜下出血・・・・・010，031，053，056
グルカゴン・・・・・・・・・・・・・・・・・・・・・・・・086

[け]

頸静脈の怒張・・・・・・・・・・・・・・・・・・・・・・084
頸動脈・・・・・・・・・・・・・・・・・・・・・・・・・・・・010

頸部所見・・・・・・・・・・・・・・・・・・・・・・・084
痙攣（seizure）・・・・・・・・・・・・・・030，061
痙攣とてんかんの言葉の定義・・・・・・・・061
痙攣の原因・・・・・・・・・・・・・・・・・・・・・・・062
痙攣の定義・・・・・・・・・・・・・・・・・・・・・・・061
痙攣の始まり方・・・・・・・・・・・・・・・・・・・063
痙攣への対応・・・・・・・・・・・・・・・・・・・・・062
下血・・・・・・・・・・・・・・・・・・・・・・・・・・・・・084
血圧・・・・・・・・・・・・・・・・・・・・・・・・・・・・・063
血圧低下・・・・・・・・・・・・・・・・・・・・・・・・・082
血圧の目安・・・・・・・・・・・・・・・・・・009，063
血液培養・・・・・・・・・・・・・・・・・・・102，114
血液分布異常性ショック
　（distributive shock）・・・・・・・・・・・・083
血栓・・・・・・・・・・・・・・・・・・・・・・・・・・・・・116
血栓回収療法・・・・・・・・・・・・・・・・・・・・・031
血栓溶解療法・・・・・・・・・・・・・・・・・・・・・031
血糖値と症状・・・・・・・・・・・・・・・・・・・・・033
血糖値の確認・・・・・・・・・・・・・・・・・・・・・031
血糖低値・・・・・・・・・・・・・・・・・・・・・・・・・033
血便・・・・・・・・・・・・・・・・・・・・・・・・・・・・・084
言語聴覚士（ST）・・・・・・・・・・・・・・・・・111
検査前確率・・・・・・・・・・・・・・・・・・・・・・・043

[こ]

抗菌薬・・・・・・・・・・・・・・・・・・・・・110，115
口腔ケア・・・・・・・・・・・・・・・・・・・・・・・・・111
抗痙攣薬・・・・・・・・040，062，064，115
交差反応・・・・・・・・・・・・・・・・・・・・・・・・・089
恒常性・・・・・・・・・・・・・・・・・・・・・・・・・・・099
喉頭鏡・・・・・・・・・・・・・・・・・・・・・・・・・・・014
喉頭浮腫・・・・・・・・・・・・・・・・・・・079，080
誤嚥性肺炎・・・・・・・・・・・・・・・・・・・・・・・104
誤嚥性肺炎の重症度・・・・・・・・・・・・・・・106
誤嚥性肺臓炎・・・・・・・・・・・・・・・・・・・・・105
呼吸数・・・・・・・・・・・・・・001，038，098
呼吸の確認・・・・・・・・・・・・・・・・・・・・・・・007
呼吸の管理・・・・・・・・・・・・・・・・・・・・・・・014
コミュニケーション・・・・・・・・・・・・・・・017
コンタミネーション・・・・・・・・・・・・・・・113

[さ]

細胞外液の投与・・・・・・・・・・・・・062，085
左右差の確認・・・・・・・・・・・・・・・・・・・・・030

[し]

ジアゼパム・・・・・・・・・・・・・・・・・・・・・・・064
死線期呼吸・・・・・・・・・・・・・・・・・・・・・・・007
失神（syncope）・・・・・・・・・・・・050，080
失神のアプローチ・・・・・・・・・・・・・・・・・056
失神の定義・・・・・・・・・・・・・・・・・・・・・・・050
失神の分類・・・・・・・・・・・・・・・・・・・・・・・052
失神のリスク評価・・・・・・・・・・・・・・・・・057
循環血液量減少性ショック
　（hypovolemic shock）・・・・・・・・・・・083
循環動態の評価・・・・・・・・・・・・・・・・・・・079
循環不全・・・・・・・・・・・・・・・・・・・・・・・・・099
消化器症状・・・・・・・・・・・・・・・・・079，080
状況失神・・・・・・・・・・・・・・・・・・・・・・・・・066
食後低血圧・・・・・・・・・・・・・・・・・・・・・・・066
除細動の適応・・・・・・・・・・・・・・・・・・・・・013
ショック・・・・・・・・・・・・・・・・・・・・・・・・・080
ショックインデックス・・・・・・・・・・・・・079
ショックの4分類・・・・・・・・・・・・・・・・・083
ショックの鑑別・・・・・・・・・・・・・・・・・・・084
ショックの症状（5P）・・・・・・・・・・・・・083
腎盂腎炎・・・・・・・・037，084，104，112
心筋梗塞・・・・・・・・・・・・・・・・・・・・・・・・・084
心血管性失神・・・・・・・・・・・・・・・・・・・・・053
心原性ショック
　（cardiogenic shock）・・・・・・・・・・・083
人工呼吸・・・・・・・・・・・・・・・・・・・・・・・・・013
心室細動（VF）・・・・・・・・・・・・・・・・・・005
心静止（Asystole）・・・・・・・・・・・・・・・005
心タンポナーデ・・・・・・・・・・・・・・・・・・・084
心停止・・・・・・・・・・・・・・・・・・・005，015
心停止の4つの波形・・・・・・・・・・・・・・・005
心停止の原因・・・・・・・・・・・・・・・・・・・・・016
心内膜炎・・・・・・・・・・・・・・・・・・・・・・・・・102
心肺蘇生（CPR）・・・・・・・・・・・・・・・・・017
心拍数・・・・・・・・・・・・・・・・・・・・・・・・・・・100
深部静脈血栓（DVT）・・・・・・・・・・・・・116

蕁麻疹・・・・・・・・・・・・・・・・・・・・・・・078

[す]

推奨エネルギー量・・・・・・・・・・・・・・・014
スタイレット・・・・・・・・・・・・・・・・・・・014

[せ]

石灰沈着性頸長筋腱炎・・・・・・・・・・・・115
全身性炎症反応症候群（SIRS）
・・・・・・・・・・・・・・・・・・・・・・・038，097
喘鳴・・・・・・・・・・・・・・・・・・・・079，080
せん妄・・・・・・・・・・・・・・・・・・・・・・・040
せん妄の診断基準・・・・・・・・・・・・・・・041
前立腺炎・・・・・・・・・・・・・・・・・・・・・037

[そ]

造影剤・・・・・・・・・・・・・・・・・・・・・・・075
臓器不全・・・・・・・・・・・・・・・・・・・・・097
鼠径動脈・・・・・・・・・・・・・・・・・・・・・010

[た]

体位・・・・・・・・・・・・・・・・・・・・・・・・・085
体温・・・・・・・・・・・・・・・・・・・・・・・・・100
対向反射の消失・・・・・・・・・・・・・・・・030
代謝性アシドーシス・・・・・・・・・・・・・099
大腿外側広筋・・・・・・・・・・・・・・・・・082
大動脈解離・・・・・・・・・・027，030，053
大動脈弁狭窄症・・・・・・・・・・・・・・・・053
胆管炎・・・・・・・・・・・・・・・・・・・・・・・104

[ち]

チームワーク・・・・・・・・・・・・・・・・・・017
窒息・・・・・・・・・・・・・・・・・・・・・・・・・020
遅発性反応・・・・・・・・・・・・・・・・・・・087
チョークサイン・・・・・・・・・・・・・・・・019
鎮静薬・・・・・・・・・・・・・・・・・・・・・・・040
鎮痛薬・・・・・・・・・・・・・・・・・・・・・・・040

[つ]

椎体炎・・・・・・・・・・・・・・・・・・・・・・・102

[て]

低血糖・・・・・・・・・・・・・・・・・・・・・・・030
低活動性せん妄・・・・・・・・・・・・・・・・041
低血糖性脳症・・・・・・・・・・・・・・・・・032
低血糖の治療・・・・・・・・・・・・・・・・・034
低ナトリウム血症・・・・・・・・・・・・・・・039
デルタ心拍数20ルール・・・・・・・・・100

[と]

頭蓋内疾患・・・・・・・・・・・・・・029，062
瞳孔・・・・・・・・・・・・・・・・・・・・・・・・・030
瞳孔の左右差・・・・・・・・・・・・・・・・・030
橈骨動脈・・・・・・・・・・・・・・・・・・・・・010
洞性頻脈・・・・・・・・・・・・・・・・・・・・・101
疼痛・・・・・・・・・・・・・・・・・・・・・・・・・054
頭部外傷・・・・・・・・・・・・・・・・・・・・・062
頭部後屈・顎先挙上・・・・・・・・・・・・008
吐血・・・・・・・・・・・・・・・・・・・・・・・・・084

[に]

二相性反応・・・・・・・・・・・・・・・・・・・087
二峰性反応・・・・・・・・・・・・・・・・・・・087
尿路感染症・・・・・・・・・・・・・・037，112
認知症・・・・・・・・・・・・・・・・・・・・・・・058

[の]

脳梗塞・・・・・・・・・030，031，043，062
脳出血・・・・・・・・・・・・・・・・・030，043
脳卒中・・・・・・・・・・・・・・・・・043，062

[は]

肺炎・・・・・・・・・・・・・・・・・・・・037，084
敗血症（セプシス）・・・・・・・・・・・・・097
肺血栓塞栓症・・・・・・・・・・・・・・・・・054

バイタルサイン・・・・・・・・・・・001, 098
バイタルサインのチェック・・・・・・・029
排尿失神・・・・・・・・・・・・・・・066
バッグバルブマスク・・・・・・・・・014
発症時間・・・・・・・・・・・・・・031
発熱・・・・・・・・・・・・・・・・095
反射性失神・・・・・・・・・・・・・067

[ひ]

比較的徐脈・・・・・・・・・・・・・100
非感染性疾患・・・・・・・・・・・・115
非痙攣性てんかん重積（NSCE）
・・・・・・・・・・・・・・・040, 069
ヒスタミン中毒・・・・・・・・・・・089
ビタミン欠乏・・・・・・・・・・・・027
ビタミンB_1・・・・・・・・・034, 044
病歴・・・・・・・・・・・・・058, 084
病歴聴取・・・・・・・・・・・・・・058

[ふ]

フェニトイン・・・・・・・・・・・・064
不顕性誤嚥・・・・・・・・・・・・・104
不整脈・・・・・・・・・・・・・・・056
ブドウ糖の投与・・・・・・・・・・・032
フレイル・・・・・・・・・・・・・・108
プロポフォール・・・・・・・・・・・064

[へ]

閉塞性ショック
　（obstructive shock）・・・・・・083
ヘッドアップ・・・・・・・・・・・・111
ベッドサイドでの3Steps・・・・・・028
ヘンダーソン・ハッセルバルヒの式・・099

[ほ]

ホスフェニトイン・・・・・・・・・・064
ホメオスタシス・・・・・・・・・・・099

[み]

ミダゾラム・・・・・・・・・・・・・064
脈拍の確認・・・・・・・・・・・・・010
眠剤・・・・・・・・・・・・・039, 045

[む]

無症候性細菌尿・・・・・・・・・・・112
無脈性心室頻拍（Pulseless VT）・・・009
無脈性電気活動（PEA）・・・・・・・005

[め]

メンデルソン症候群・・・・・・・・・105

[も]

目撃者への確認事項・・・・・・・・・059

[や]

薬剤・・・・・・・・・・・・・035, 111
薬剤熱・・・・・・・・・・・・101, 115

[よ]

予測最大心拍数・・・・・・・・・・・101

[り]

理学療法士（PT）・・・・・・・・・・111
利尿薬・・・・・・・・・・・・・・・115
リハビリ・・・・・・・・・・・・・・111

[れ]

レベチラセタム・・・・・・・・・・・064

●著者プロフィール

坂本　壮（さかもと・そう）

2008年 順天堂大学医学部卒業，同年順天堂大学医学部附属練馬病院初期臨床研修医，2010年 順天堂大学医学部附属練馬病院 救急・集中治療科入局，2015年 西伊豆健育会病院 内科常勤，2017年より順天堂大学医学部附属練馬病院 救急・集中治療科，西伊豆健育会病院 内科 非常勤．日本内科学会総合内科専門医，日本救急医学会救急科専門医，日本集中治療医学会集中治療専門医．著書に「救急外来 ただいま診断中！（中外医学社）」「救急外来 診療の原則集（シーニュ）」「内科救急のオキテ（医学書院）」「J-COSMO（中外医学社）編集主幹（2019年4月創刊）」など．

主要症状からマスターする
すぐに動ける！ 急変対応のキホン

2019年3月20日発行　　　　　　　　　　　　　　　第1版第1刷©

著　者　　坂本　壮

発行者　　渡辺　嘉之

発行所　　株式会社　総合医学社

〒101-0061　東京都千代田区神田三崎町1-1-4
電話　03-3219-2920　　FAX　03-3219-0410
URL　https://www.sogo-igaku.co.jp

Printed in Japan　　　　　　　　　　　　　　　株式会社公栄社
ISBN 978-4-88378-671-8

〈(社)出版者著作権管理機構 委託出版物〉
・本書に掲載する著作物の複製権・翻訳権・上映権・譲渡権・公衆送信権（送信可能化権を含む）は株式会社総合医学社が保有します．
・本書を無断で複製する行為（コピー，スキャン，デジタルデータ化など）は，「私的使用のための複製」など著作権法上の限られた例外を除き禁じられています．大学，病院，企業などにおいて，業務上使用する目的（診療，研究活動を含む）で上記の行為を行うことは，その使用範囲が内部的であっても，私的利用には該当せず，違法です．また私的使用に該当する場合であっても，代行業者等の第三者に依頼して上記の行為を行うことは違法となります．複写される場合は，そのつど事前に，JCOPY（(社)出版者著作権管理機構 電話 03-3513-6969，FAX 03-3513-6979，e-mail：info@jcopy.or.jp）の許諾を得てください．